GLORIA SPIRITELLI

SCIOGLI IL TUO CORPO

**Il Metodo REME® per Risolvere il Mal di Schiena
e il Mal di Testa, Migliorare la tua Postura, Ritrovare
Energia, Vitalità, Benessere e Longevità**

Titolo

"SCIOGLI IL TUO CORPO"

Autore

Gloria Spiritelli

Editore

Bruno Editore

Sito internet

www.brunoeditore.it

Sommario

Introduzione   pag. 5

Cap. 1: Cambiare prospettiva, il primo passo per la salute   pag. 12

Cap. 2: Usare parole utili può cambiare il tuo mondo   pag. 29

Cap. 3: Come allentare la catena muscolare posteriore   pag. 47

Cap. 4: Come liberarti dal mal di schiena   pag. 63

Cap. 5: La pratica del metodo REME®   pag. 88

Cap. 6: Come mantenersi giovani   pag. 107

Conclusione   pag. 121

Introduzione

In questo libro non troverai i soliti esercizi per i quali dovresti ricavare del tempo che sai già di non avere, ma strategie utili e innovative per raggiungere il vero benessere, che ti permetterà di ottenere una vita più lunga, sana ed energica. Ti condurrò, passo dopo passo, verso una nuova conoscenza e consapevolezza del tuo corpo, permettendoti di scoprire come curare mal di schiena, mal di testa e dolori articolari dovuti alle tensioni muscolari, così da ritrovare il benessere e la vitalità dimenticati.

Il percorso che propongo è consigliato a chiunque senta il bisogno di muoversi con più facilità e senza dolore.

Grazie alle facili mosse che imparerai, potrai:
- liberarti da mal di schiena, mal di testa e dolori alle articolazioni che minano anche i tuoi gesti più quotidiani;
- risolvere tensioni e rigidità muscolari che riducono o bloccano i tuoi movimenti e la tua respirazione;

- riottenere una postura "in asse", muoverti senza dolore e ritornare a praticare le attività che hai dovuto interrompere a causa dei dolori;
- ridurre la necessità di assumere farmaci antidolorifici;
- calmare la mente e liberarti da ansia, stress e nervosismo, ritrovando non solo attenzione, memoria e partecipazione, ma anche salute e una rinvigorita energia;
- migliorare le tue prestazioni sportive e le performance atletiche;
- ridurre sensibilmente, fino a escludere completamente, la possibilità di incorrere in infortuni muscolari;
- avere più energia disponibile per compiere tutte le attività che ancora sono "nel cassetto";
- migliorare la qualità delle tue relazioni e del tuo quotidiano.

Quando stai bene, tutto funziona al meglio!

La mia storia

Il mio percorso di ricerca e di conoscenza si è sviluppato partendo dal bisogno di liberarmi dai dolori muscolari e articolari per i quali non riuscivo a trovare risposte e che, venticinque anni fa, bloccavano il mio corpo. Non comprendevo perché il mal di testa ricorrente non si risolvesse con i farmaci che mi erano stati prescritti e perché le mie spalle si chiudessero sempre di più e i movimenti diventassero sempre più faticosi, sebbene continuassi a praticare attività fisica in palestra.

Poi la vita mi presentò una nuova strada, alla ricerca di una soluzione per mia figlia e per suoi piedi, definiti piatti. Durante un controllo ortopedico suggerito dalla pediatra, ci venne detto – prognosi confermata poi da altri due insigni professori – che la soluzione per nostra figlia era un intervento a entrambi i piedi, per riposizionare la volta plantare. Un fulmine a ciel sereno! Un'operazione su di una bambina di sette anni! Possibile che non ci potessero essere alternative? Silvia era in pieno sviluppo: possibile che madre natura non potesse porvi rimedio?

Convinti dell'esistenza di un'altra strada da percorrere, iniziammo un'accurata ricerca nella medicina non convenzionale. Grazie a mia sorella Laura, allora studentessa ISEF, venimmo a sapere di Françoise Mézières, secondo la quale tutte le problematiche posturali nascevano dalla tensione della catena muscolare posteriore che, irrigidendosi, si accorcia e toglie flessibilità alla schiena e alla colonna vertebrale, deviando parti del corpo dal loro asse naturale. Riportando i muscoli alla loro fisiologica elasticità, si ottiene un sorprendente miglioramento della mobilità articolare, della postura e del respiro.

Incontrammo così Maddalena Monari, allieva di Mézières, che visitò Silvia e ne analizzò tutto il corpo, in particolare le spalle e la schiena, individuando proprio lì, dove nessun altro esperto aveva guardato, la causa del problema.

Ci spiegò che tali tensioni avevano una matrice emotiva e riflettevano il carico a cui ogni bambino è sottoposto: l'educazione che impone il rispetto di regole e convenzioni, la rigidità dei genitori e degli insegnanti, i ritmi odierni troppo incalzanti. La mancanza di calore e di spazio all'espressione della propria individualità erano la vera causa dei piedi piatti di Silvia.

Così, mio marito e io cominciammo a frequentare il centro Monari, negli stage organizzati nei weekend, allo scopo di comprendere il significato del lavoro proposto dalle operatrici del centro. Fu una vera rivelazione! Mi resi conto di quanto fosse importante ciò che stavo sperimentando e di quanto fosse in sintonia con il mio pensiero più profondo, che ancora non aveva avuto modo di esprimersi. Mi appassionai ed ebbe così inizio il mio percorso di studio, che mi portò a ottenere una nuova conoscenza del corpo, dei muscoli e della postura e che mi ha portato sia a risolvere i piedi piatti di Silvia sia, nel tempo, a stare meglio.

Accrescendo la conoscenza delle ampie correlazioni esistenti tra corpo fisico, mente e anima, scoprii anche che prendermi cura dei muscoli mi permetteva di liberare la mia energia, di ritrovare chiarezza nella mente, di migliorare l'umore e la qualità delle mie relazioni. Il lavoro sul corpo modificava in modo naturale le mie convinzioni e i miei comportamenti.

Completai la formazione con il Metodo Monari e, in brevissimo tempo, iniziai a presentare ciò che avevo appreso a conoscenti e amici. Diventò un vero e proprio lavoro. Cominciai allora a intraprendere nuove esperienze e studi per ampliare la mia visione corporea prettamente fisica con quella energetica e mentale. Gli approfondimenti più importanti sono stati: la riflessologia plantare e corporea, il massaggio connettivale, lo shiatsu, lo studio del linguaggio del corpo, la mediazione psicocorporea, le costellazioni familiari, PNL, EFT e la floriterapia di Bach.

Spinta dal forte desiderio di aiutare le persone a migliorare la propria salute e a mantenersi giovani, creai un metodo che rappresentasse la mia visione del mondo e che fosse l'integrazione e la sintesi delle mie esperienze e dei miei percorsi di studio. Nacque così il metodo REME®.

REME è l'acronimo di *Respiro, Elasticità, Mobilità* ed *Energia*, le parole chiave del lavoro che qui propongo e che definiscono gli obiettivi realmente raggiungibili in tempi brevi, in modo semplice e in un clima di autentico relax.

Nella prima parte di questo manuale, descriverò i principi e le basi del metodo e ti rivelerò come utilizzare autonomamente le potenti e facili strategie integrando semplici azioni ai gesti quotidiani. Nella seconda parte troverai sequenze più lunghe per praticare in autonomia, concedendoti anche il tempo utile al relax e all'abbandono. Potrai richiedere gratuitamente le tracce audio iscrivendoti alla mailing list del mio sito www.metodoreme.it

Sei pronto a intraprendere questo viaggio con me? Partiamo!

Buon cammino!
Gloria Spiritelli

CAPITOLO 1:

Cambiare prospettiva, il primo passo per la salute

Con l'applicazione delle particolari ma semplici strategie proposte in questo manuale, ti si aprirà davanti un mondo alla rovescia in cui scoprirai la possibilità di ottenere grandi risultati con poca fatica, facendo cose inconsuete e diverse da quelle che hai sempre fatto. Svilupperai una visione nuova del corpo e della cura di te stesso. Vedrai, rimarrai stupito dei risultati che questo incredibile percorso ti regalerà in tempi brevissimi.

Per iniziare ti voglio raccontare una storia che probabilmente già conosci e che ha origine nel buddismo. Uno studioso della religione chiese di essere ricevuto da un vecchio monaco per dialogare di Dio. Il monaco lo fece accomodare e gli offrì una tazza di tè. Il professore disse al monaco: «Ho studiato a fondo il Cristianesimo, ho imparato tutto ciò che c'è da sapere. Conosco i testi della Bibbia e le loro interpretazioni, ma ci sono ancora aspetti che mi sfuggono». Il monaco, nel frattempo, continuava a versare il tè nella tazza, senza dire nulla. Presto la tazza fu riempita e il tè cominciò a traboccare sul tavolo e poi sul pavimento. «Fermo! Il tè sta andando fuori. La tazza è stracolma!» esclamò il professore. Il monaco, allora, lo fissò negli occhi e disse: «Come questa tazza, tu sei pieno delle tue opinioni e delle tue credenze. Come posso parlarti di Dio, se prima non svuoti la tua tazza?»

Ecco, ti invito a svuotare la tua tazza prima di procedere nella lettura. Accantona momentaneamente ciò che già sai e che è opinione comune sul benessere, sui muscoli, sullo sport, sul corpo, sulla mente e sulla salute, e libera la mente per accogliere ciò che leggerai. Sperimenta, mettiti in gioco e valuta personalmente i risultati che otterrai. Sarà la tua verità.

SEGRETO n. 1: accantona ciò che credi e sperimenta a mente aperta queste nuove strategie.

In un mondo alla rovescia, la lentezza dei gesti, il respiro, la calma e il sorriso sono gli ingredienti principali. Lasciarsi andare per sciogliere le tensioni ti permetterà di liberare il corpo e trovare la soluzione ai dolori che bloccano il tuo movimento e confondono la tua mente.

Ciò ti porterà ad avere un altro ritmo di vita e un nuovo flusso di pensieri. Scoprirai il piacere di occuparti di te stesso in modo nuovo. Apprenderai, passo dopo passo, cosa fare per sciogliere facilmente e senza fatica quelle fastidiose e talvolta dolorose tensioni che limitano i tuoi movimenti. Partiremo dal corpo, in particolare dai muscoli, per recuperare energia, elasticità e vitalità necessarie per mantenersi giovani e attivi.

SEGRETO n. 2: in un mondo alla rovescia si ottengono grandi risultati in modo semplice, con gesti lenti e senza fatica.

Troppo spesso ci dimentichiamo di occuparci veramente di noi stessi: i parenti, gli amici e il lavoro sono sempre al primo posto e per noi non c'è più tempo. Il dolore muscolare è il primo avvertimento che ci viene inviato dal nostro corpo, per avvertirci che è giunto il momento di effettuare alcune modifiche ai nostri comportamenti abituali. I muscoli registrano tutto ciò che ci accade e rappresentano l'archivio di sensazioni ed emozioni che abbiamo vissuto, anche in un passato lontano, ma che sono ancora presenti nella nostra vita e nella nostra storia.

Sciogliere le tensioni muscolari è come riordinare e ripulire quell'archivio ricco di momenti faticosi, spiacevoli e talvolta dolorosi che ci ostacola anche nelle più piccole azioni quotidiane.

Quando il dolore muscolare viene messo a tacere con i farmaci, la tensione muscolare, che è la causa del dolore, molto spesso si aggrava e si trasforma in uno stato di maggiore complessità a carico della muscolatura della schiena e di tutte le articolazioni: ernia del disco, slittamento vertebrale e problemi articolari di varia entità sono solo alcune delle conseguenze.

Alexander Lowen, il padre della bioenergetica, sosteneva: «Possiamo capire molto bene le cose, ma questo non ci cambierà. Il vero cambiamento è quello che parte dal basso, dal corpo. Se non cambiamo dal basso non cambieremo il nostro modo di stare nelle cose e nel mondo».

SEGRETO n. 3: i muscoli custodiscono le memorie fisiche ed emotive del nostro vissuto e si contraggono per proteggerci.

Ora concentrati e rispondi dentro di te a queste domande:

- Quali cose faresti, che ora non puoi fare, se non avessi mal di schiena, mal di testa, dolori alle spalle o alle anche?
- Come ti sentiresti se, passo dopo passo, il tuo corpo cominciasse a stare bene e comunicasse in modo nuovo?
- Che cosa succederebbe se riuscissi ancora a fare tutto ciò che un tempo era parte della tua vita, ma che hai dovuto sospendere?
- Come sarebbe il tuo quotidiano lavorativo se la tua mente fosse sempre attenta e attiva?
- Come sarebbe la qualità delle tue relazioni se tu fossi più calmo, tranquillo e sicuro di te?
- Che persona saresti?

Ora che attraverso le tue risposte ti sei immaginato in un piacevole futuro, puoi decidere di iniziare, con l'aiuto dei suggerimenti che troverai di seguito, un facile percorso che ti porterà a migliorare i tuoi movimenti e il tuo benessere. La volontà e la determinazione a dedicarti un piccolo spazio quotidiano per applicare, giorno dopo giorno, i suggerimenti presentati, potranno darti enormi risultati.

In breve tempo potrai accorgerti di essere diventato più agile, di avere acquisito una rinnovata deambulazione, di aver ottenuto una postura più aperta e più in asse e di non essere più soggetto a molti dolori. Potrà succederti anche di riuscire a sorridere naturalmente sempre di più e di attivare nuove idee, ritrovando dentro di te le risorse di cui hai bisogno per fare tutto ciò che desideri.

SEGRETO n. 4: volontà, determinazione e ripetizione, in un piccolo spazio quotidiano, portano a grandi risultati.

Allenati a sorridere

Ti propongo una breve e importante esperienza che ti rivelerà l'assoluta importanza che il sorriso ha per tutto il tuo organismo. Chiudi gli occhi, visualizza un colore e osservane l'intensità. Fatto? Ora visualizza ancora lo stesso colore mentre sorridi: semplicemente solleva gli angoli delle labbra.

Fatto? Il colore è cambiato? In che modo? Che sensazione stai provando con la visione del nuovo colore? Nota com'è aumentata la luminosità, la brillantezza, come il colore sia diventato più vivido. Applica questo semplice accorgimento a ogni situazione della giornata e potrai scoprire un modo nuovo che renderà più facile trovare le soluzioni ai problemi che ti si presentano.

Continua così e leggi queste righe sorridendo. Solleva leggermente gli angoli della bocca e abituati a mantenere sul tuo viso un'espressione sorridente. I muscoli della fronte e intorno agli occhi si distendono immediatamente e osserva anche cosa accade al tuo respiro. Nota come diviene più profondo e ampio e osserva la sensazione di benessere che si diffonde nel tuo corpo.

Il sorriso ha molteplici effetti su tutto l'organismo: non solo sul modo in cui osserviamo ciò che viviamo, ma addirittura sul metabolismo e sul sistema immunitario. Alleggerisce il cuore, che si apre e diffonde la sua energia tutto intorno. Il corpo si distende e alcuni dolori si possono attenuare.

Stai scatenando la produzione delle sostanze magiche che sono dentro di te: le endorfine, la droga naturale della salute e del benessere. Ricorda: non è importante avere qualcosa per cui sorridere. Fallo e basta. Potrai notare quanto un semplice sorriso può essere contagioso: ti stupirai per tutti i sorrisi che gli sconosciuti ti rivolgeranno!

SEGRETO n. 5: con un sorriso distendi il corpo e modifichi immediatamente la percezione della realtà.

Il metodo REME®

Sosteneva Eraclito: «Non troverai mai la verità se non sei disposto ad accettare anche ciò che non ti aspettavi». Il metodo REME® è un po' così: un sistema facile, efficace e alla portata di tutti, ideato per mantenere l'apparato muscolare e tutto il corpo in salute ed efficienza. Un modo nuovo per predisporre il corpo al movimento e per sciogliere le contratture e i blocchi muscolari che procurano dolori e danni alle articolazioni.

Si agisce sulle tensioni muscolari per rendere il corpo più elastico e in grado di esprimere liberamente le proprie potenzialità. Si differenzia da tutte le proposte inerenti all'attività fisica perché non è una ginnastica o un allenamento tradizionale in cui prevalgono le attività motorie. Gli esercizi sono di facile esecuzione, piacevoli e rilassanti, corredati da pratiche di automassaggio. Agiscono sulla struttura del corpo e sulla causa del dolore e hanno efficacia immediata, assicurando miglioramenti continui e permanenti.

La decontrazione muscolare ottenuta seguendo gli esercizi previsti dal metodo REME® porta alla distensione e all'allungamento muscolare. Agisce sul dolore, sulla postura e sulla respirazione, conferendo un autentico benessere psicofisico e armonizzando gli stati emotivi.

Con il metodo REME® potrai liberarti da dolori e tensioni muscolari e ritrovare l'elasticità e l'equilibrio con cui otterrai la naturale postura fisiologica. Il metodo REME® si svolge in sessioni di piccoli gruppi di persone o in sessioni individuali di personal training, durante le quali l'operatore propone le specifiche sequenze di lavoro.

È adatto a persone di tutte le fasce d'età, a chi pratica sport professionistico, amatoriale o per passione, a chi danza e anche ai più sedentari, che per lavoro o altre cause soffrono di dolori muscolari e cervicali, oppure di mal di schiena, contratture e problemi posturali.

SEGRETO n. 6: il dolore muscolare e la postura sono una conseguenza della rigidità muscolare.

Gli ingredienti del metodo REME®

Il metodo REME® è il distillato delle tecniche che ho appreso, per ognuna delle quali ho estratto le strategie in sintonia con il mio pensiero che rispondono alle specifiche di applicabilità, efficacia, rapidità di effetti. Come recita il Principio di Pareto: la grande parte dei risultati deriva da una minima parte di ciò che facciamo. È il 20% delle azioni che determina l'80% dei risultati.

Le scoperte e il lavoro incessante di donne geniali hanno fornito le basi del mio lavoro. Ve le presento con una citazione e con grande rispetto e gratitudine: «Secondo un'antica profezia, giungerà il giorno in cui lo spirito femminile si risveglierà dal lungo letargo e lotterà per cancellare odio e distruzione e dare infine origine a un mondo di pace e armonia» (Hernán Huarache Mamani, *La profezia della Curandera*).

Le scoperte di Françoise Mézières (1909-1991) sono la base tecnica e filosofica di riferimento del metodo REME®. Françoise Mézières rivoluzionò la fisioterapia classica affermando che la struttura modifica la funzione: l'elasticità muscolare determina la qualità del movimento. Scoprì che i muscoli sono organizzati in catene muscolari collegate tra loro e che tali muscoli in catena si comportano come se fossero un solo muscolo.

I muscoli posteriori hanno la tendenza naturale ad accorciarsi, irrigidirsi ed essere ipertonici, a causa dello sforzo necessario a opporsi alla forza di gravità, procurando disturbi alla colonna vertebrale e squilibri in tutto l'organismo.

Non è la posizione delle ossa a condizionare la nostra postura, quanto piuttosto la rigidità e l'accorciamento muscolare che causano lo spostamento della struttura ossea. L'allungamento e la decontrazione dei muscoli posteriori consentono di ripristinarne funzionalità, movimento e armonia strutturale. Per questi motivi è necessario agire sulle catene muscolari e non sulla struttura ossea. Françoise Mézières sosteneva infatti che qualsiasi sforzo muscolare gravasse sulla colonna, nel tempo avrebbe causato problemi strutturali e blocchi respiratori in inspirazione.

SEGRETO n. 7: i muscoli posteriori del corpo tendono ad accorciarsi, irrigidirsi ed essere ipertonici.

L'Antiginnastica di Thérèse Bertherat si basa sui principi del metodo Mézières. Consiste in esercizi che portano a un lavoro cosciente su sé stessi, che hanno lo scopo di scovare le zone in cui si celano le tensioni muscolari per alleviarle.

I movimenti sono funzionali al recupero dell'elasticità delle catene cinetiche, che sono formate dai muscoli che usiamo nella posizione eretta e che, nel tempo, tendono ad accorciarsi. L'allungamento dei muscoli posteriori permette il recupero della funzionalità degli altri muscoli, conferendo armonia ed equilibrio al resto del corpo.

I principali strumenti utilizzati sono palle di gommapiuma di varia misura e consistenza.

SEGRETO n. 8: le tensioni muscolari si sciolgono con l'utilizzo di palle di gommapiuma.

Il Metodo Monari, che vede le sue basi nell'Antiginnastica e nelle intuizioni di Françoise Mézières, aggiunge un profondo lavoro di relazione e contatto che agisce sulle emozioni e sulle difese di ordine psichico che ognuno di noi mette in atto nelle proprie esperienze di vita. I muscoli si contraggono in vari modi e intensità secondo la profondità della ferita emotiva subita.

Il lavoro personale con Maddalena Monari ha dato il via al mio percorso di conoscenza e consapevolezza in direzione di quello che da molto tempo stavo cercando e che poi, con l'acquisizione di successive esperienze, ha dato origine al mio metodo.

È stata Janet G. Travell (1901-1997) a scoprire la presenza dei *trigger point*, ovvero i "punti grilletto", microcontratture delle fibre muscolari. Questi sono la causa strutturale

24

dell'accorciamento muscolare e hanno, inoltre, la peculiarità di provocare dolori in altre zone del corpo.

Nel lavoro proposto con il metodo REME® si trattano i *trigger point* con l'utilizzo di palline posizionate nella parte posteriore del corpo che, con i facili movimenti proposti, procurano un massaggio che scioglie e decongestiona tali punti. Sulla parte anteriore del corpo, invece, si agisce con l'automassaggio manuale.

SEGRETO n. 9: il dolore percepito in una zona del corpo può essere causato da *trigger point* presenti in altre zone del corpo.

La medicina tradizionale cinese analizza l'energia vitale che fluisce nel nostro corpo lungo specifici percorsi, detti meridiani, nutrendo e stimolando il funzionamento del nostro organismo. Tratta le leggi che regolano il cosmo, la relazione che intercorre tra uomo e natura, lo Yin e lo Yang, i cinque elementi, o movimenti, e le loro applicazioni nel campo della fisiologia, della patologia e della diagnosi.

Studia il trattamento e la prevenzione delle malattie e, in particolare, la ricerca della salute e dell'equilibrio psicofisico in relazione con i ritmi della natura.

Qualsiasi alterazione di questi equilibri causa disagi, malesseri e malattie. Il metodo REME® agisce, inoltre, sui meridiani energetici, per ristabilire lo scorrimento dell'energia vitale e ripristinare l'equilibrio perduto.

SEGRETO n. 10: sciogliendo le tensioni muscolari si libera anche l'energia che scorre nei meridiani.

La PNL, Programmazione Neuro Linguistica, è lo studio della struttura dell'esperienza soggettiva, dell'eccellenza umana che ha sviluppato norme comportamentali utili al raggiungimento delle soluzioni in modo efficace. È una tecnica innovativa caratterizzata da un atteggiamento di curiosità e voglia di imparare:

- *programmazione*: è lo studio dei comportamenti, pensieri e azioni con lo scopo di organizzarli in funzione dei personali obiettivi di vita;

- *neuro*: riguarda l'utilizzo dei nostri sensi nell'interazione con l'esterno e nella gestione del sistema nervoso;
- *linguistica*: è l'analisi del linguaggio, verbale e non, di come utilizziamo le parole e dell'influenza che queste hanno sulla nostra vita, sul futuro e sul rapporto con gli altri.

Durante le applicazioni del metodo REME®, nelle sessioni individuali o di gruppo, sono praticate tecniche di visualizzazione e meditazione. Il rilassamento profondo che si viene a instaurare è necessario per favorire la risoluzione di blocchi psicofisici, per recuperare energia e per riacquistare vitalità. La meditazione e le tecniche di rilassamento sono indispensabili per migliorare la qualità della vita, dare silenzio alla mente, ridurre i processi infiammatori, ritardare l'invecchiamento e regolare il metabolismo e l'efficienza energetica delle cellule.

RIEPILOGO DEL CAPITOLO 1:

- SEGRETO n. 1: accantona ciò che credi e sperimenta a mente aperta queste nuove strategie.

- SEGRETO n. 2: in un mondo alla rovescia si ottengono grandi risultati in modo semplice, con gesti lenti e senza fatica.

- SEGRETO n. 3: i muscoli custodiscono le memorie fisiche ed emotive del nostro vissuto e si contraggono per proteggerci.

- SEGRETO n. 4: volontà, determinazione e ripetizione, in un piccolo spazio quotidiano, portano a grandi risultati.

- SEGRETO n. 5: con un sorriso distendi il corpo e modifichi immediatamente la percezione della realtà.

- SEGRETO n. 6: il dolore muscolare e la postura sono una conseguenza della rigidità muscolare.

- SEGRETO n. 7: i muscoli posteriori del corpo tendono ad accorciarsi, irrigidirsi ed essere ipertonici.

- SEGRETO n. 8: le tensioni muscolari si sciolgono con l'utilizzo di palle di gommapiuma.

- SEGRETO n. 9: il dolore percepito in una zona del corpo può essere causato da *trigger point* presenti in altre zone.

- SEGRETO n. 10: sciogliendo le tensioni muscolari si libera anche l'energia che scorre nei meridiani.

CAPITOLO 2:

Usare parole utili può cambiare il tuo mondo

Prima di mettere in pratica il metodo, voglio portare alla tua attenzione un'altra potente energia, ovvero quella della parola, e in particolare l'utilizzo consapevole di alcune parole che sono la chiave di accesso al nostro mondo interiore. Ti presento un breve vocabolario delle parole che ho scelto nel mio lavoro, quelle che lo caratterizzano e lo rendono così speciale e potente. Semplicemente leggendole ti accorgerai che, dentro di te, si attiverà una naturale sensazione di completezza e benessere.

L'acronimo REME®
Respiro, elasticità, mobilità ed energia sono le parole chiave che rappresentano gli obiettivi specifici delle salutari strategie del metodo REME®. Lo scopo del metodo è riportare e mantenere costante lo stato di benessere fisico e mentale, migliorare la qualità della vita, della prestazione fisica e sportiva. Ogni iniziale assume un significato importante.

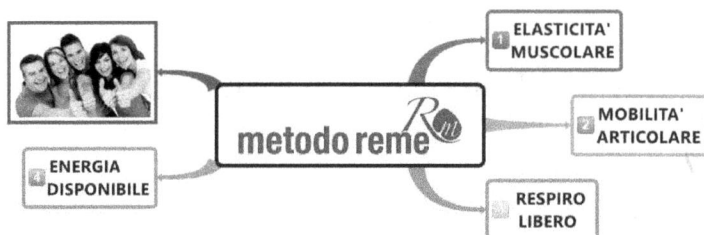

"R" di respiro. Quando nasciamo annunciamo la nostra presenza al mondo con un respiro e compiamo quotidianamente, a seconda del tipo di attività che svolgiamo, dai 20.000 ai 30.000 respiri, ogni giorno della nostra vita.

L'aria che respiriamo è il primo grande nutrimento e la respirazione è la funzione essenziale per la vita. Puoi stare alcuni giorni senza mangiare, pochi giorni senza bere, ma puoi stare solo pochissimi minuti senza respirare prima che la vita si fermi.

Le tecniche del metodo REME® hanno lo scopo di rendere la respirazione sempre più efficiente ed efficace. Liberiamo la respirazione sciogliendo le tensioni dei muscoli respiratori che ne impediscono il ritmico fluire, ottenendo così un regolare e fisiologico atto respiratorio e il potenziamento delle prestazioni fisiche e mentali.

"R" di riequilibrio: riequilibrare la forza muscolare significa riportare in asse il corpo per attivare il riallineamento posturale; riequilibrare le proprie energie è un importante passo per riportare l'armonia dentro di noi.

"R" di rilassamento, relax: il lavoro proposto si svolge con un ritmo lento, in silenzio o con musica di sottofondo funzionale al rilassamento. Si viene così ad attivare uno stato di meditazione profonda che ripulisce e rigenera il corpo.

"R" anche di riflessione e di rilascio di tutto ciò che non serve più a livello fisico e mentale: lasciar andare le tensioni muscolari, le credenze e le convinzioni non funzionali all'aprirsi alla novità e al libero fluire della vita, riappropriandoci del nostro corpo e del tempo per noi stessi.

SEGRETO n. 11: liberare i muscoli che impediscono la respirazione attiva il rilassamento, ripulisce e rigenera,

liberandoci da ciò che non serve più e dandoci la possibilità di riappropriarci del tempo per noi stessi.

"E" di elasticità muscolare: questo è il cuore e l'obiettivo primario del metodo REME®. Contratture, dolori muscolari e articolari sono, nella maggior parte dei casi, causati dall'irrigidimento e dall'accorciamento delle catene muscolari. La decontrazione e la distensione delle fibre muscolari, con il conseguente allungamento attivato con le strategie proposte, favorisce il ripristino della fisiologica elasticità muscolare.

Ottenendo un corpo maggiormente elastico si sciolgono i dolori e si migliorano il respiro e la mobilità articolare di tutto il corpo; inoltre aumenta l'energia generale e la salute di tutti gli organi. Il corpo libero da tensioni e da lacci tirati potrà esprimere la sua naturale elasticità e produrrà, come diretta conseguenza, anche maggior calma ed elasticità mentale.

SEGRETO n. 12: il recupero dell'elasticità muscolare libera il corpo in tutte le sue possibilità di espressione.

"M" di mobilità articolare. Con il corpo libero da tensioni e blocchi si ritrova il piacere del movimento, ora sciolto e fluido. In oriente le articolazioni sono considerate "i cancelli della vita", perché la loro mobilità influisce anche sulle nostre scelte e sulla formulazione dei nostri progetti, presenti e futuri.

"E" di energia. L'energia è la forza che ci porta a esprimere noi stessi e ad affrontare tutte le sorprese che la vita ci riserva. Gli organi sono i motori del nostro metabolismo e il movimento del corpo, libero da tensioni, li mantiene sani e forti. Quando liberiamo la potenza custodita nei muscoli e rendiamo la colonna vertebrale più flessibile, ricontattiamo e utilizziamo efficacemente tutta l'energia prodotta dal nostro metabolismo.

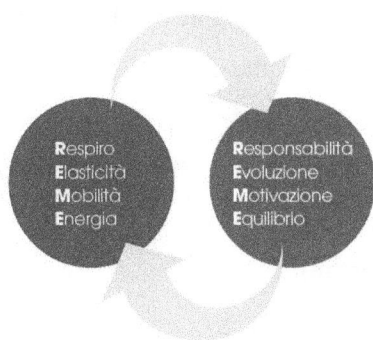

Respiro
Elasticità
Mobilità
Energia

Responsabilità
Evoluzione
Motivazione
Equilibrio

33

Con gli strumenti, gli esercizi e le tecniche di automassaggio proposti dal metodo REME®, il corpo diverrà, giorno dopo giorno, sempre più elastico, i movimenti più ampi e liberi e l'energia crescente e disponibile; si apriranno così nuove possibilità di sviluppo ed evoluzione personale.

L'acronimo REME® può assume anche nuovi significati, ovvero Responsabilità, Evoluzione, Motivazione ed Equilibrio. "R" di respons-abilità: *abilità nel dare le risposte* agli eventi della vita, a ciò che ti accade quando non stai bene, sul lavoro, nelle relazioni con le persone, in famiglia. Disporrai il libretto di istruzioni del corpo con la chiave d'accesso ai segreti della mente.

Nel tempo ti verrà naturale, in presenza di problemi, attivarti spontaneamente nella ricerca delle possibili soluzioni. In fondo, le risorse e le risposte sono tutte dentro di te.

SEGRETO n. 13: il metodo REME® fornisce gli strumenti utili per essere respons-abile e capace di trasformare i problemi in opportunità.

"E" di evoluzione personale: il metodo REME® è uno straordinario strumento per potenziare l'apprendimento, la consapevolezza e per favorire il cambiamento. Lavorare su sé stessi facilita la presa di coscienza delle proprie emozioni e dei propri punti di forza, degli atteggiamenti e delle proprie modalità di relazionarsi con gli altri. Accade così, gradualmente, di dare sempre più spazio all'espressione autentica di sé stessi, alla riscoperta e all'espressione dei propri talenti.

"M" di motivazione: il sale della vita. La motivazione è fondamentale, è la molla che ci spinge e ci sprona all'azione. Ci suggerisce quali azioni compiere, quanta energia impiegare e sostiene il nostro sforzo nel tempo. Conoscere il *proprio perché* consente di avviarci verso ciò che veramente vogliamo per noi.

D'altra parte, la mancanza di motivazione porta a stati di malessere profondi, che si possono manifestare anche con dolori muscolari a carico della schiena e degli arti. Partire dal corpo per risolvere tali disturbi ci permette di tornare ad ascoltare e perseguire ciò che veramente desideriamo per noi.

"E" di equilibrio muscolare, che agisce non solo sul movimento e sulla stabilità del corpo, ma anche sulla qualità delle relazioni e della forza mentale. Consente di migliorare la capacità di gestione degli stati d'animo e di prendere decisioni consapevoli.

SEGRETO n. 14: evoluzione, motivazione ed equilibrio si sviluppano naturalmente con lo sciogliersi delle tensioni muscolari.

La parola "metodo"

Nella parola "metodo" sono racchiusi i significati profondi e gli obiettivi specifici che rappresentano il riferimento costante del nostro lavoro. "M" di movimento, libero da blocchi e tensioni, per mantenersi in forma, per dedicarsi del tempo per sé, per meditare con i movimenti lenti e consapevoli del metodo REME®. Perché, come dicevano i latini, *mens sana in corpore sano*.

Nella frenesia dei tempi moderni è molto facile perdere il contatto con il nostro Io interiore e ritrovarsi ad ascoltare solo il rumore proveniente dall'esterno. Prendersi il tempo di ascoltarsi, per pensare, riflettere e meditare è una svolta importante al fine di raggiungere una maggiore padronanza delle attività della mente.

"E" di entusiasmo: con il corpo libero dalle tensioni puoi vivere con maggior entusiasmo, esprimerti liberamente e sperimentare la gioia di vivere.

"T" di tonicità muscolare naturale, che è strettamente correlata all'elasticità ed è funzionale all'incremento della forza fisica e della prestazione muscolare. L'ipertonia, invece, è la causa principale dei danni articolari e degli infortuni muscolari.

"O" di osservazione di sé stessi, degli altri e dei segnali del corpo, per comprendere e attivarsi a migliorare il proprio benessere.

"D" di disponibilità fisica e mentale. Con il corpo disponibile possiamo permetterci di fare progetti, di viaggiare, di realizzare i nostri sogni. Disponibilità all'ascolto delle nostre parti più profonde, intime e segrete; disponibilità e apertura che ci portano a divenire curiosi e a voler imparare sempre di più, per la nostra crescita e per chi è intorno a noi. Ma anche "D" di divertimento:

viviamo in una società in cui quella che affligge il musone è una delle malattie più diffuse e in cui si confonde la serietà con la seriosità. Quello che non ti dicono è che si può essere seri anche divertendosi. Il divertimento stimola la creatività, la capacità di occuparci di noi stessi: divertiamoci a giocare con i nostri pensieri e con le parole e abituiamoci a sdrammatizzare.

"O" di olistico, dal greco *olos*, che letteralmente significa "tutto" o "il tutto". L'essere umano, nella sua totalità fisica, mentale, emozionale e spirituale, è in una connessione continua con i ritmi della natura, con la Terra e con l'universo, dando forma a un'unica armonia. L'olantropia è lo studio dell'intero essere umano, del cervello, del corpo e delle loro funzioni correlate: quello che faremo in questo percorso insieme.

SEGRETO n. 15: movimento, meditazione, entusiasmo e divertimento rendono la vita più gioiosa.

Il tuo futuro nelle tue parole
Nel mio lavoro ho potuto verificare, con tante persone diverse, quanto sia importante sciogliere il proprio corpo per permettere

alla mente di accogliere nuovi modi di rapportarsi con ciò che accade nella vita. Modificare il proprio linguaggio è una chiave d'accesso straordinaria per ottenere relazioni migliori con sé sessi e con gli altri e per proiettarsi in un futuro più sano.

Le parole che usiamo sono energia che vibra dentro di noi, sono l'espressione della nostra realtà interiore e della nostra visione del mondo. Per questo è molto importante porre attenzione alle parole che scegliamo. Ciò che diciamo e il modo in cui lo esprimiamo comunica con il nostro inconscio e, se le parole non sono in sintonia con ciò che realmente vogliamo, ci ritroviamo a non arrivare dove ci eravamo prefissi di andare.

SEGRETO n. 16: la scelta di vocaboli appropriati e in linea con i tuoi desideri e obiettivi determina la tua affermazione nel lavoro e nelle relazioni.

Comincia a eliminare le congiunzioni avversative *no, ma, però* nel tuo intercalare quotidiano e all'inizio delle tue risposte, perché negano quello che il tuo interlocutore ha appena affermato. Utilizzale abilmente solo quando vuoi veramente ridurre l'importanza di quello che è stato detto poco prima. Per esempio: «La situazione è complicata, ma troverò la soluzione»; «Ci vorrà un po' di tempo, però con la perseveranza otterrai il risultato sperato».

Rispondi con: *Sì, sì e ancora sì!* Solo così puoi creare un sano rapporto e aggiungere un concetto senza confutare ciò che l'interlocutore ha affermato. Evita il *non*: la nostra mente funziona per immagini e non esistono immagini negative. La tua mente non riesce a non immaginare un elefante in mezzo alla tua cucina. La mente comprende solo comandi formulati in positivo.

«Non inarcare la schiena»; «Non stringere la mandibola»; «Non fumare»; «Non mangiare»; «Non toccare». In questo modo ci si visualizza immediatamente mentre si compie il gesto che si vuole evitare. I bambini ce lo dimostrano ampiamente, disobbedendo ai nostri comandi che iniziano con "non".

Elimina i verbi *provare*, *cercare*, *sperare*: per il nostro inconscio sono espressioni di scarsa convinzione, che ci conducono a non fare, a non portare a termine. Non esiste "provare", esiste solo "fare". Non si può provare, non si può tentare di fare le cose. Non puoi provare a leggere: o leggi o non lo fai. «Cerco di venire»; «Provo a organizzarmi»: sono costruzioni verbali che presuppongono un fallimento.

Sperare è l'espressione di fiduciosa attesa che gli eventi cambino favorevolmente o che qualcun altro scelga per noi. E cosa accade se poi non va bene quello che hanno scelto? È solo grazie all'azione e all'assunzione di responsabilità delle proprie scelte che puoi raggiungere il cambiamento che desideri.

Anche la parola *devo* è da sostituire, perché ostacola la facoltà di scegliere e limita il libero arbitrio. Ci si sente soffocati, obbligati. La parola *devo* vibra internamente, irrigidendo anche la struttura muscolare, in particolare mandibola e articolazione dell'anca. Sostituiscila con parole più libere, come *faccio, decido, scelgo, vado, sono, lavoro*.

Utilizza il tempo verbale appropriato. Coniuga i verbi al passato per ciò che non sta avvenendo nel presente e il tempo presente per quello che stai vivendo ora. Accade spesso, durante i miei corsi, che le persone riportino la storia di un dolore passato esprimendosi con un verbo al presente e mantenendo vive e vitali situazioni che sono già state risolte. «Ho una frattura alla spalla» dicono, e poi scopro che la frattura è avvenuta 15 anni prima. Questo accade perché l'inconscio prende per buono questo messaggio e si attiva per immobilizzare la spalla anche nel presente.

Abolisci le parole *sempre* e *mai*: essendo assolute non permettono libertà di scelta, inducendo il corpo a ubbidire al comando. Per esempio: «Ho sempre mal di schiena»; «Non mi passa mai». Scegli di sostituirle con la parola *ancora* e vedrai che tutto diventerà più semplice, perché il corpo e la mente cominceranno a percepire che potrà esserci un cambiamento.

Formula sempre più spesso, con te stesso e con le persone che ti stanno accanto, domande che vadano nello specifico, per approfondire la struttura superficiale del pensiero e per arricchire la rappresentazione interna con informazioni pertinenti. Usale per comprendere quello che intende dirti veramente il tuo interlocutore. Le domande utili iniziano con: Come? Cosa? Chi? Quando? Dove? Quale? Quanto?

Utilizza il *perché* consapevolmente, in due modi diversi: per rafforzare le tesi dei tuoi contenuti e per motivarti verso la direzione che vuoi raggiungere.

Qual è il motivo per cui stai facendo quella determinata cosa? Qual è il tuo perché? Poniti questa domanda per approfondire la conoscenza del tuo Io e diventare libero di essere ciò che sei davvero.

È di particolare importanza ricordare le parole *ora*, *così* e *ancora* perché stimolano al raggiungimento e al consolidamento degli obiettivi e forniscono ulteriori motivazioni riguardo le tue affermazioni.

Sospendi il giudizio
Ogni persona ha mille validi motivi per fare ciò che fa. Elimina quindi dal tuo vocabolario anche le parole che esprimono una visione soggettiva delle situazioni: giusto/sbagliato, bello/brutto, positivo/negativo, corretto/scorretto.

Solo così potrai vivere gli errori come esperienze, trasformare le cadute in lezioni di vita e accrescere la fiducia e la sicurezza nelle azioni che svolgi. Comprenderai che tutto ciò che sentiamo dentro di noi ha una ragione vera. Partendo da questo presupposto ti verrà più facile e naturale comprendere chi ti sta accanto.

Smettila di lamentarti

«Vedo tante persone intorno a me che sembrano così infelici, che hanno un'infinità di problemi, e sento che il loro dolore e tutti i loro guai possono essere facilmente eliminati, ci sono soluzioni così semplici! Sento che, se bussassero alla porta, questa si aprirebbe con estrema facilità... eppure se ne stanno proprio lì davanti, piangendo e lamentandosi» (Osho).

Quando ti lamenti di qualcosa che non funziona non fai altro che prolungare e ingigantire il problema senza focalizzarti sulle possibili soluzioni. Il lamento intristisce l'animo, ti allontana dal successo e compromette le tue relazioni. Fatti queste domande: Lamentarti ti ha mai fatto sentire veramente meglio? Ti ha mai aiutato a trovare le soluzioni ai tuoi problemi? O piuttosto ti impedisce di risolverli?

Due orecchie per ascoltare e una bocca per parlare

Ascolta attivamente gli altri facendo silenzio nella tua mente. Abituati a farlo con tutte le persone, tanto con quelle che ami quanto con quelle che incontri per strada. Scoprirai che ognuna di loro ha qualcosa da insegnarti, che ogni incontro ha un senso e uno scopo per te e per il tuo cammino di comprensione e crescita. Rendi questi facili e potenti sistemi di comunicazione una tua abitudine consolidata e scoprirai un nuovo mondo.

SEGRETO n. 17: usa parole che hanno il potere di cambiare il mondo, come amore, tolleranza, bellezza, creatività, rispetto, pazienza, armonia, pace, luce, gratitudine, felicità, comprensione e gentilezza.

RIEPILOGO DEL CAPITOLO 2:

- SEGRETO n. 11: liberare i muscoli che impediscono la respirazione attiva il rilassamento, ripulisce e rigenera, liberandoci da ciò che non serve più e dandoci la possibilità di riappropriarci del tempo per noi stessi.
- SEGRETO n. 12: il recupero dell'elasticità muscolare libera il corpo in tutte le sue possibilità di espressione.
- SEGRETO n. 13: il metodo REME® fornisce gli strumenti utili per essere respons-abile e capace di trasformare i problemi in opportunità.
- SEGRETO n. 14: evoluzione, motivazione ed equilibrio avvengono naturalmente con lo sciogliersi delle tensioni.
- SEGRETO n. 15: movimento, meditazione, entusiasmo e divertimento rendono la vita più gioiosa.
- SEGRETO n. 16: la scelta di vocaboli appropriati e in linea con i tuoi desideri e obiettivi determina la tua affermazione nel lavoro e nelle relazioni.
- SEGRETO n. 17: usa parole che hanno il potere di cambiare il mondo, come amore, tolleranza, bellezza, creatività, rispetto, pazienza, armonia, pace, luce, gratitudine, felicità, comprensione e gentilezza.

CAPITOLO 3:

Come allentare la catena muscolare posteriore

Come respirare con le ginocchia

Hai mai osservato le tue ginocchia quando sei in piedi? La loro posizione determina un forte cambiamento nell'assetto posturale e nella respirazione. Non mi credi? Prova tu stesso. Mettiti in piedi davanti a uno specchio, togliti le scarpe, abbandona le braccia lungo il corpo e osservati. Nella maggior parte dei casi le ginocchia saranno spinte indietro e la schiena, nella zona lombare, risulta incurvata. Ora guarda se i tuoi piedi poggiano all'interno o all'esterno. Nota la stabilità, la posizione del bacino, del torace, delle spalle, della testa. Dove cadono le braccia? Osserva anche il ritmo del tuo respiro. Dove senti il suo movimento?

Le ginocchia, in un corpo elastico e in asse, sono allentate, morbide, pronte per il passo e mai spinte indietro. Rilascia consapevolmente le tue ginocchia spostandole in avanti, solo di un centimetro. Nota tutti i cambiamenti che si vengono immediatamente a sviluppare in tutto il tuo corpo. Nei piedi la distribuzione del peso si è modificata e le ginocchia sono più diritte, il bacino è più aperto, le anche sono più comode e le gambe sono solide come colonne.

Ora osserva il respiro: è diventato più profondo e libero e riesci a percepirlo in tutto il corpo. Straordinario, vero? Nota anche la posizione della testa, che si è spostata indietro, e di tutto il corpo che ora è finalmente retto e stabile. Questa posizione permette il minimo ed essenziale impegno per i muscoli posteriori, detti antigravitari, che hanno il compito, con l'incessante contrazione che assumono in posizione eretta, di vincere la forza di gravità che ci farebbe cadere.

Le ginocchia allentate ti permettono una postura di effettivo riposo, che puoi assumere tutte le volte che stai in piedi e, grazie alla quale, allenterai la tensione sulla schiena, migliorando anche la respirazione, rendendola naturalmente più ampia e fluida.

Ricorda: sono necessari 21 giorni di ripetizione continua perché un'abitudine sia integrata nel nostro sistema e diventi automatica.

Se te ne dimentichi anche un solo giorno, ricomincia a contare da capo!

SEGRETO n. 18: allentando le ginocchia modifichi immediatamente la postura, distendi la schiena e il respiro diviene più ampio.

Come trasmutare una palla da tennis in oro puro

Il primo facile esercizio che ti propongo richiede l'utilizzo di una pallina da tennis o di gomma che userai per sciogliere le tensioni dei tuoi piedi. Questo esercizio è molto semplice eppure è in grado di farti ottenere un grande beneficio, per questo ti consiglio di praticarlo tutti i giorni per alcuni minuti. L'applicazione migliore sarebbe di due minuti per piede due volte al giorno. La mattina avrà lo scopo di prepararti ad affrontare la giornata, la sera ti aiuterà a scaricare la fatica e a riottenere le energie da investire nel tuo tempo libero. Iniziamo.

Mettiti in piedi, senza scarpe, su un tappeto e lascia cadere le braccia lungo i fianchi; se puoi chiudi per un momento gli occhi, cerca di comprendere come ti senti e verifica la tua stabilità. Nota come poggiano a terra i tuoi piedi, i punti di contatto della pianta con il tappeto, le differenze di appoggio tra un piede e l'altro. Nota in che posizione sono le ginocchia, le anche, il busto, le spalle e la testa e nota come si comporta il tuo respiro e dove si diffonde nel corpo.

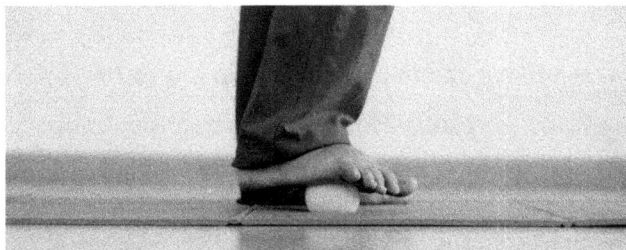

Ora apri gli occhi e piegati in avanti senza sforzarti, come se dovessi raccogliere qualcosa, e guarda fin dove arrivi. A che distanza sono le mani dal pavimento? Quali muscoli posteriori sono particolarmente tirati e dolenti? Mantieni per un paio di respiri questa posizione e poi risali lentamente, inspirando. Memorizza le sensazioni provate durante questa flessione.

Ora posa la pallina da tennis a terra tra i piedi, allenta le ginocchia e, cercando di mantenerle morbide, sali con il piede destro sulla pallina. Premila caricando il peso del corpo sul piede destro, poi carica il peso sul sinistro. Sposta la palla in altri punti in modo da trattare tutta la pianta del piede e soffermati dove senti più bisogno. Porta il tallone a terra quando hai la palla nella parte anteriore del piede e apri per bene le dita; poi posale a terra quando la palla è sotto al tallone.

Modula la pressione in modo da non sentire troppo dolore, ma che sia sufficiente per allentare i muscoli contratti. Espira immaginando di far uscire tutta l'aria dai polmoni e, con essa, le tensioni che stai sciogliendo dalla pianta del piede. Muoviti lentamente e, se ti accorgi di accelerare, rallenta. Continua così per 2/3 minuti, spostando il peso da un piede all'altro e muovendoti al ritmo del tuo respiro. Bastano pochi passaggi ben fatti per avere risultati immediati.

Prima di procedere con il piede sinistro, cerca di percepire com'è l'appoggio e la differenza tra i piedi. Senti anche dove il corpo si è modificato. Osserva la posizione delle ginocchia, delle anche, del bacino, del torace, delle spalle e della testa. Cammina e nota tutte le differenze tra il movimento del lato destro e quello del lato sinistro del corpo. Ripeti la flessione in avanti e verifica i cambiamenti: ti sorprenderai di quanto sarà stato facile scendere da questo lato.

Dopo aver portato a termine l'esercizio con entrambi i piedi, percepisci il cambiamento in tutto il corpo. Ora sei più stabile, più dritto, e i tuoi muscoli hanno acquistato nuovo vigore. Nota come anche il respiro sia diventato più calmo e profondo. Cammina, senti quanto il movimento è più libero, senti com'è migliorato il tuo appoggio e come i piedi siano più comodi. Ripeti ancora una volta la flessione in avanti e verifica gli straordinari effetti di questo facile esercizio.

SEGRETO n. 19: con pochi minuti di massaggio consapevole ai piedi con una pallina da tennis puoi allentare l'intera catena muscolare posteriore e sciogliere la schiena.

Cos'è successo? Semplice: agendo sui piedi abbiamo allentato e allungato la catena muscolare posteriore, permettendo al nostro corpo e al nostro respiro di acquisire nuova e rinnovata libertà. La catena muscolare posteriore ricopre tutta la parte alta del corpo:

inizia dalla nuca, scende lungo il collo, percorre le spalle, la schiena, i glutei, la parte posteriore delle cosce e delle gambe, avvolge completamente i piedi e finisce innestandosi sotto le ginocchia.

I muscoli in catena sono sovrapposti come le tegole di un tetto e hanno la caratteristica di comportarsi come se fossero un unico muscolo. Lavorando un solo punto della catena cinetica, la si allenta e la si distende per l'intera lunghezza: è per questo che, sciogliendo le tensioni ai muscoli dei piedi, si ottiene un effetto benefico in tutto il corpo.

Consiglio spesso di utilizzare questo esercizio anche come antinevralgico, per alleviare il mal di testa. Sperimentali anche tu, hai solo da guadagnarci. Alla peggio fai sempre in tempo a prendere una pastiglia! Anche i tuoi organi interni trarranno beneficio dalla pratica quotidiana di questo esercizio di automassaggio, perché li stimolerai nei punti riflessi del piede – che appunto sono in diretta relazione con gli organi – dando energia ed equilibrio a tutto l'organismo.

Straordinario vero? Tutto questo al costo di un paio di euro per la pallina da tennis: una pallina che vale più dell'oro. Questo benefico automassaggio è uno dei regali più belli che tu possa decidere di farti, perché migliora sia il tuo corpo sia la tua psiche.

Come fare allora a ricordarsi del proprio regalo quotidiano? Quello che ti consiglio di fare è di mettere la pallina da tennis in bagno, così da massaggiarti i piedi mentre ti lavi i denti. Igiene orale e postura in asse in una mossa sola! Così la mancanza di tempo non potrà più essere una scusa per non fare!

Con questa semplice sequenza hai compreso quanto sia semplice attivarsi per sciogliere le tensioni muscolari e quanto sia importante considerare il corpo in tutta la sua globalità.

Dove hanno origine le tensioni muscolari?

Tensioni emotive, tensioni nervose e stress

I muscoli registrano la nostra storia e reagiscono ai conflitti emotivi quotidiani caricandosi della tensione che abbiamo vissuto. Già da bambini accumuliamo le tensioni dovute agli obblighi di comportarci bene e di essere obbedienti per garantirci l'amore dei nostri genitori e delle nostre persone di riferimento. La mente, però, mente, mentre è il corpo a dire la verità. La causa principale delle tensioni muscolari è, infatti, intimamente collegata al vissuto personale e alla percezione di ciò che accade.

Posture imposte da attività ripetute: scuola, lavoro e sport
Ci sono attività lavorative considerate usuranti anche a livello legislativo, altre che si svolgono in posizioni scomode e altre ancora che portano a movimenti ripetuti a carico di alcuni gruppi muscolari, finendo per modificare l'assetto posturale e procurando tensioni e dolori articolari. L'ergonomia e la comodità migliorano la postura e le prestazioni mentali in tutte le situazioni.

I nostri figli trascorrono gran parte della loro vita a scuola, seduti su sedie vecchie, rigide e scomode, sulle quali è necessario un continuo assestamento del corpo per poter resistere a lungo. L'attenzione è spesso distolta da movimenti causati dall'insorgere di fastidi e tensioni muscolari.

Ti invito a provare per rendertene conto. Io l'ho fatto: impossibile stare fermi, ragionare e ascoltare un adulto che parla per ore seduti su quelle sedie, anche presupponendo che tratti argomenti interessanti. Nelle scuole si parla molto di educazione alla postura, eppure si delega la responsabilità ai ragazzi.

Sarebbe invece fondamentale modificare l'ergonomia dell'ambiente scolastico e le condizioni primarie di accoglienza, cosicché i ragazzi possano vivere in strutture idonee alla crescita e all'apprendimento, al fine di divenire adulti sani e capaci.

Anche lo sport è una pratica che tende all'usura muscolare e alla rigidità e che ha inoltre, come conseguenza, l'aumento del rischio di infortuni. In ambito sportivo, soprattutto per migliorare la performance, si tende a incrementare la frequenza delle sedute di allenamento, producendo così maggior affaticamento e maggiore stress muscolare.

Nelle attività sportive si allenano i muscoli allo sforzo, rappresentato anche dallo stretching, un meccanismo volto a tirare i muscoli senza però renderli veramente elastici. Questo lo si può notare facilmente osservando la quantità di atleti e ballerini che soffrono di dolori diffusi in tutto il corpo e che incorrono sempre più spesso in infortuni muscolari, facendo inoltre un elevato utilizzo di farmaci antinfiammatori e analgesici.

I nostri giovani, che praticano molto sport, hanno dolori e stress a carico delle articolazioni perché non si dà sufficiente rilievo al recupero dell'elasticità muscolare, che spesso è compromessa anche per l'effetto dei processi di crescita. Françoise Mézières, con grande lungimiranza, lo sosteneva già nel secolo scorso.

Traumi

In seguito a episodi traumatici, i muscoli tendono a irrigidirsi, a ridursi di volume e a diventare fibrosi; ci si può addirittura ritrovare con un arto più piccolo. L'articolazione interessata rimane limitata in una sorta di prigionia e il solo movimento crea fastidiosi e acuti dolori.

Forzare il movimento significa, come sosteneva Franciose Mézières, «accelerare con i freni tirati». In poche parole, si crea un danno. Per ripristinare il movimento funzionale è quindi necessario ridare elasticità ai muscoli interessati e a tutto il corpo con un massaggio appropriato.

SEGRETO n. 20: gli irrigidimenti muscolari derivano da tensioni emotive, nervose e stress, da posture imposte dall'ambiente di lavoro e di vita, da attività ripetute e da traumi.

Postura

La postura del corpo è determinata dalla struttura muscolare ed è quindi una conseguenza di tensioni, irrigidimenti e accorciamenti muscolari che agiscono sulla struttura ossea spostandola e determinando un sovraccarico a livello delle articolazioni.

Non esistono, quindi, posture scorrette, bensì posture possibili di adattamento alla struttura muscolare esistente. Le esperienze della vita plasmano il nostro corpo. La postura rispecchia l'immagine del nostro Io interiore ed è l'espressione del nostro vissuto.

Allentando le tensioni muscolari, la struttura ossea otterrà maggiore spazio, scompariranno molti dolori articolari, si riacquisterà l'assesto posturale fisiologico e ci si potrà concedere una nuova visione di sé.

SEGRETO n. 21: la postura è l'adattamento del corpo alle tensioni muscolari.

Durante la mia esperienza ventennale a stretto contatto con le persone, mi sono resa conto di quanto sia difficile riservarsi anche solo pochi minuti al giorno per la cura dei propri muscoli. La nostra società ci ha insegnato a "domare" il corpo come fosse una bestia feroce e ci ha portato a delegare ad altri il mantenimento della nostra salute. Spesso, quando sopraggiungono dolori articolari e muscolari, si è incapaci di comprendere quello che ci accade. Penso invece che ognuno di noi abbia grandi possibilità di ritornare a essere l'esperto di sé stesso, colui che sa cosa fare per migliorare e mantenersi in salute.

Come liberare il respiro
Durante la vita ti sarà sicuramente capitato di renderti conto di avere il respiro corto o di essere andato in blocco respiratorio o in apnea. Questo avviene soprattutto in situazioni di particolare tensione emotiva e ansia che bloccano la respirazione polmonare.
La respirazione diaframmatica completa, invece, ti permette di ritrovare e mantenere calma e lucidità anche in situazioni di

stress. Contribuisce alla circolazione sanguigna a sostegno del cuore e produce un massaggio continuo agli organi interni, stimolandone il funzionamento.

Il diaframma, il muscolo principe della respirazione, è direttamente collegato alla catena muscolare posteriore e, in fase espiratoria, risale nella cavità toracica e si rilassa. In questo modo anche la schiena si distende e gli addominali possono attivarsi.

Appoggia entrambe le mani sulla pancia e inizia espirando solamente dalla bocca; appiattisci la pancia contraendo gli addominali e, solo quando tutta l'aria è uscita, inspira dal naso rilasciando gli addominali.

Il tempo necessario alla fase espiratoria è il doppio di quello necessario alla fase inspiratoria. Inspiriamo ossigeno ed espiriamo anidride carbonica, una molecola che occupa il doppio del volume rispetto a quella di ossigeno. Pertanto puoi espirare per 7-8 secondi appiattendo la pancia per effetto della contrazione degli addominali e inspirare per 3-4 secondi rilasciando l'addome.

Esegui questa tecnica di respirazione, con attenzione e consapevolezza, almeno cinque volte al giorno. Per ricordartene, scegli un momento particolare della giornata in cui eseguirla: quando sali in auto, appena entri in ufficio, prima di iniziare il tuo lavoro, prima di consumare un pasto, quando hai concluso un'attività impegnativa o in fila alla cassa.

In poco tempo potrai vedere che il tuo respiro diventa progressivamente più calmo e profondo, apportando maggior ossigeno al tuo corpo e potenziandone il funzionamento. Respirare consapevolmente ti aiuterà a gestire al meglio i tuoi impegni, a migliorare la tua presenza e concentrazione mentale nonché la qualità della tua vita in generale.

SEGRETO n. 22: espirando completamente e profondamente rilassi il diaframma e allenti la tensione della schiena.

RIEPILOGO DEL CAPITOLO 3:

- SEGRETO n. 18: allentando le ginocchia modifichi immediatamente la postura, distendi la schiena e il respiro diventa più ampio.

- SEGRETO n. 19: con pochi minuti di massaggio consapevole ai piedi con una pallina da tennis puoi allentare l'intera catena muscolare posteriore e sciogliere la schiena.

- SEGRETO n. 20: gli irrigidimenti muscolari derivano da tensioni emotive, nervose e stress, da posture imposte dall'ambiente di lavoro e di vita, da attività ripetute e da traumi.

- SEGRETO n. 21: la postura è l'adattamento del corpo alle tensioni muscolari.

- SEGRETO n. 22: espirando completamente e profondamente rilassi il diaframma e allenti la tensione della schiena.

CAPITOLO 4:

Come liberarti dal mal di schiena

Prima di chiederci come curare i dolori alla schiena dobbiamo porci una domanda a monte, ovvero: da dove provengono? Il mal di schiena è causato dalla perdita di elasticità muscolare, e bastano davvero pochi movimenti per migliorarla. Mediante precisi esercizi potrai sciogliere il movimento articolare, liberare il respiro e trovare una nuova e rinvigorita energia che nemmeno credevi di avere. Di seguito troverai facili ed efficaci gesti per prenderti cura di te e risolvere una tensione o un dolore. Scegli quelli che ritieni più utili per te e, occasionalmente, sperimenta e integra tutti i movimenti proposti durante le attività che svolgi abitualmente.

Con il tempo e la perseveranza, questi facili movimenti si trasformeranno in gradevoli abitudini che accompagneranno e alleggeriranno le tue giornate. Diventeranno il tuo speciale strumento quotidiano per staccare dai ritmi incessanti e recuperare energia e vitalità. Come in tutte le attività della vita, la costanza e la determinazione definiscono la qualità dei risultati.

Per sciogliere le tensioni che si annidano nei muscoli e ripristinare la fisiologica elasticità muscolare, si usano, oltre alla pallina da tennis e alle sequenze di automassaggio che troverai alla fine di questo capitolo, anche palle di gomma di varia consistenza e misura, che puoi comodamente trovare nei negozi di giocattoli didattici o di articoli sportivi.

All'inizio procurati due palle di gommapiuma dal diametro di 12 cm e due da 9 cm e poi lasciati stuzzicare da altre misure e compattezze che pensi ti possano essere utili. Acquistane anche di più se ne senti il bisogno, il costo è irrisorio e così avrai più "corredi" da lasciare bene in vista a casa, in auto o in ufficio, per darti l'opportunità di attivarti in modo costante.

SEGRETO n. 23: le palline sono strumenti facili e di basso costo che, poste in punti specifici della parte posteriore del corpo, sciolgono le tensioni muscolari.

Posizionerai le palline in vari punti del corpo e, grazie al contatto con esse e alla pressione esercitata dal peso del tuo corpo, potrai scoprire zone particolarmente dolenti. Questo dolore può anche esserti sconosciuto, mai percepito: è la manifestazione della tensione muscolare e della presenza di *trigger point* che, come già spiegato, sono la causa di dolori anche in altre zone del corpo.

Il peso del corpo sulla palla determina una notevole pressione. La respirazione produce un piccolo e continuo movimento che genera un micromassaggio nella zona a contatto con la palla. L'abbandono e il rilassamento permettono alla palla di agire in profondità, sciogliendo i noduli dolorosi. Quando si toglie la palla si verifica una vasodilatazione con conseguente richiamo di sangue che ripulisce la zona interessata dalle istamine, sostanze tossiche accumulate nelle fibre muscolari contratte. Il movimento proposto qui di seguito contribuisce a riscaldare la zona, a ossigenarla, a stimolarne la circolazione e la produzione di fibre muscolari elastiche.

Muoviti lentamente ed espira a fondo; lascia uscire tutta l'aria. Insistendo ti accorgerai che il dolore gradualmente si attenuerà, fino a scomparire del tutto. Se ciò non dovesse accadere, sposta la palla o sostituiscila con una più morbida. Fatto questo, poniti in una situazione di rilassamento e abbandono, cercando di ascoltare il movimento dei tuoi respiri in quel punto preciso.

Le palline, l'automassaggio e il dolore

I *trigger point* sono la principale causa del dolore muscolare e sono i punti di origine delle tensioni che irrigidiscono il corpo. La palla e l'automassaggio ti porteranno alla conoscenza di tali punti, consentendoti di scioglierli e ridurre, o addirittura eliminare, contratture e dolori.

Quando disponi una palla in un punto particolare del corpo e il dolore risulta particolarmente intenso e non tende a diminuire, metti in atto i seguenti suggerimenti:

- indirizza il respiro nel punto di contatto con la palla e immagina che l'aria esca dal punto dolente portando all'esterno le tensioni;
- sposta di poco la palla;
- sostituiscila con una palla più morbida;
- fermati e abbandonati sulla palla;

- eventualmente togli la palla e lavora su di un'altra zona del corpo; in un altro momento sarà più facile rimetterla nel punto iniziale.

In caso di dolore al nervo sciatico o di periartrite alla spalla utilizza solo palle morbide e lontano dalle zone doloranti. Intensifica il lavoro nella parte opposta del corpo, dove spesso risiede la contrattura maggiore che è la causa dell'infiammazione nel lato opposto. In caso accadano irrigidimenti o crampi, dovuti alla fatica muscolare sospendi l'esercizio, massaggia la zona interessata e riposati.

Applica ciò che imparerai tutte le volte che lo desideri, soprattutto quando avverti rigidità e indolenzimento, quando senti il bisogno di ricaricarti e di rilassarti, per ridimensionare momenti di tensione o alla fine di una stancante giornata di lavoro. Questo semplice esercizio può essere applicato anche prima di uno sforzo fisico o di un allenamento, per preparare i muscoli all'attività fisica grazie alla funzione di riscaldamento e, dopo lo sforzo, aiutandoti a scaricare tutta la fatica accumulata.

Con il tempo scoprirai di essere in grado da solo di sciogliere una contrattura, di alleviare un dolore e mantenerti in perfetta forma fisica.

SEGRETO n. 24: con il dolore, la pallina e l'automassaggio rivelano la presenza di tensioni sconosciute.

Come conoscere la propria postura

Per iniziare vorrei che ti specchiassi, stando in piedi, e ti osservassi per verificare la possibile asimmetria delle spalle. Hai una spalla più alta? Quale? Ti sorprenderà scoprire che è un fenomeno comune a moltissime persone: puoi trovarne conferma osservando le spalle dei personaggi televisivi o semplicemente guardando le persone che camminano davanti a te.

Da questa possibile asimmetria prendono origine i compensi posturali che determinano adattamenti a carico di alcune parti del corpo e successivi problemi articolari.

Ricorda che la spalla più alta è quella che trattiene maggior tensione e che va ammorbidita e abbassata tramite il massaggio.

Ti sarà capitato di usare l'espressione: «Ho tutto il carico sulle mie spalle!» Ecco, se il tuo corpo presenta una disarmonia gran parte del peso sarà caricato su di una spalla sola. Per questo farò spesso riferimento alla spalla più alta, perché tu possa fare un lavoro mirato a migliorare la tua struttura muscolare.

Nota ora la posizione della testa, del busto, delle anche, il contatto dei piedi con il pavimento e l'ampiezza del tuo respiro. Porta l'attenzione alla tua respirazione. Espira a fondo, liberandoti di tutta l'aria inspirata e percepisci il fluire dell'aria. Muovi lentamente la testa ruotandola a destra e sinistra e poi facendo un movimento come per annuire. Quanto sono ampi questi movimenti? Nota la differenza nei due lati. Nota anche la posizione della mandibola. Stringi i denti?

Come ti senti? Sei stabile? Sei comodo? Noti qualche tensione in particolare? Ti invito a scrivere quello che hai osservato e quello che vuoi ottenere per te e per il tuo benessere generale. Ripeti spesso questo test, verifica i cambiamenti nel tempo e annotali. Abituati a osservare la tua postura nei vari momenti della giornata e sciogli le tensioni che ti portano fuori asse con i facili gesti che imparerai.

Strategie di benessere

Per conoscere e verificare gli effetti del metodo REME® inizia con l'inserire le facili strategie che stai acquisendo fra i tuoi gesti quotidiani a casa, nei trasferimenti e al lavoro. Non hai bisogno di faticare, serve solo un po' di costanza. Ben presto saprai cosa fare per sciogliere il corpo e risolvere un dolore.

Comincia a sperimentare mettendo la palla in uno o due punti e poi valutane gli effetti. Nel tempo, sperimenta altre posizioni. Ogni volta che metti la palla in un punto, abbandonati e lascia che il respiro crei il movimento necessario per sciogliere le tensioni dolenti.

Come sciogliere le tensioni da seduti

Quanto tempo trascorri seduto davanti alla TV, leggendo un buon libro, in auto, in treno, in ufficio? Approfitta di questi momenti e poni la palla di gommapiuma da 12 o 9 cm tra la schiena e lo schienale, nei punti di seguito indicati.

Centralmente lungo la colonna vertebrale nella zona dorsale tra le spalle fino al livello della bocca dello stomaco; evita la zona lombare e sposta la palla anche più giù, sul bacino, nella zona sacrale.

Lateralmente alla colonna vertebrale, poni la palla prima da un lato e poi dall'altro del corpo per alcuni minuti: sulle spalle, sulle scapole, sul torace, sul punto vita e sul bacino.

Lateralmente, all'altezza delle spalle, mantienila per un tempo più lungo dal lato della spalla più alta (in caso di periartrite scapolo-omerale o di torcicollo, metti la palla solo sul lato opposto, quello della spalla non dolorante).

Poni una palla media di gommapiuma di cm 9 sotto il perineo, che è la zona centrale a contatto con il sellino quando vai in bicicletta. Sedersi sulla palla allenta le tensioni del pavimento pelvico, sblocca il respiro e il movimento delle anche, libera gli adduttori ed è benefico per problemi di prostata, emorroidi, incontinenze, prolassi uterini e vescicali.

Colloca la palla di gommapiuma da 9 cm o la palla da tennis al centro di un gluteo per alcuni minuti e poi spostala dall'altra parte. Tienila per un tempo più lungo sul gluteo corrispondente alla spalla più alta.

Puoi anche usare due palle da tennis o di gommapiuma contemporaneamente, mettendole sotto entrambi i glutei: un'abitudine che ti raccomando di assumere in auto, negli spostamenti quotidiani e nei lunghi viaggi così da assicurarti di arrivare a destinazione in perfetta forma! Questo semplice gesto, infatti, mantiene la schiena elastica e in asse, permettendoti di risolvere il mal di schiena (in caso di sciatica usa solo la palla di gommapiuma o da tennis sul gluteo opposto).

Colloca la palla da tennis nella parte alta delle cosce o una di gommapiuma media prima da un lato e poi dall'altro: questo ti permetterà di sbloccare il bacino, le anche e le ginocchia.

Come sciogliere le tensioni da distesi
In questo caso mi riferisco sia alla possibilità di distendersi su di un tappeto sia all'integrazione di facili pratiche applicabili quando

si è a letto. Se ti addormenti con la palla posta in un punto del corpo, collocala per qualche minuto anche nell'altro lato prima di alzarti. Ricorda, però, che la buona qualità del sonno e la posizione in cui si dorme sono fondamentali per la flessibilità della schiena e per mantenersi in salute.

SEGRETO n. 25: la posizione ideale per dormire è sul fianco in posizione fetale, con la testa abbassata verso il petto, le gambe raccolte e le ginocchia vicine alla pancia.

In questa posizione, le lordosi della zona cervicale e della zona lombare si distendono. Il cuscino deve essere piuttosto alto per sostenere la testa e mantenere le vertebre cervicali orizzontali e in linea con le dorsali. Il materasso, invece, deve accogliere il corpo: per questo sconsiglio vivamente materassi rigidi.

In posizione fetale i muscoli paravertebrali si distendono, le vertebre si separano e i dischi intervertebrali ottengono maggiore spazio. I dischi intervertebrali sono dei cuscinetti che ammortizzano i movimenti; durante il giorno, in posizione eretta, perdono la maggior parte dell'acqua di cui sono formati. Quando

73

nel sonno le vertebre si distanziano l'una dall'altra, hanno luogo i processi di reidratazione.

Dormire a pancia all'aria provoca accorciamento e contrazione della zona lombare; dormire a pancia in giù produce tensione e accorciamento della zona cervicale e lombare. In sintesi, mal di schiena e torcicollo assicurati!

Come sciogliere le tensioni stando sul fianco, in posizione fetale
Usa la palla di gommapiuma dal diametro di 12 centimetri. Collocala lateralmente sotto il collo, per liberarti da mal di testa ricorrenti e sciogliere la zona cervicale. Appoggia la testa sul cuscino, abbandonati con il mento abbassato e tienila per alcuni minuti prima da un lato e poi dall'altro.

Se invece la collochi sotto una guancia, ti permette di allentare le tensioni al massetere, all'articolazione della mandibola e all'orecchio. È una pratica particolarmente indicata per mal di testa, acufeni e il digrignare di denti.

Posta sotto il torace, vicino all'ascella, calma invece il respiro e migliora la qualità del sonno. Nel punto vita, tra torace e bacino, sblocca la zona lombare e dissolve il mal di schiena. Sotto il bacino libera e facilita il movimento e agisce sulle articolazioni delle anche. Collocala tra le cosce, in tre zone, vicino al pube, al centro e vicino alle ginocchia, per allentare gli adduttori, sgonfiare le gambe, stimolare il sistema linfatico e per risolvere problemi alle anche e alle ginocchia. Puoi tenerla anche per tutta la notte.

Come sciogliere le tensioni in posizione supina
Piega le gambe per consentire alla schiena, in particolare alla zona lombare, di distendersi e aderire a terra o al materasso.

Usa 2 palle di gommapiuma da 12 cm e mettine una sotto la testa e l'altra sotto al coccige, ai due estremi della colonna vertebrale. Rilassati ascoltando il respiro e permettendo ai muscoli di lasciare andare i carichi e i pensieri del giorno. Espirando completamente, abbassa il mento e ruota il pube verso il viso per distendere la schiena. Quando inspiri, rilascia il corpo mantenendo la schiena distesa, senza inarcarla. In questa posizione puoi dedicarti anche alle pratiche di automassaggio descritte in fondo al capitolo.

Sotto la colonna vertebrale: sposta una palla grande di gommapiuma lungo tutta la superficie della schiena, dalla zona alta tra le scapole fino al bacino; nel frattempo espira a fondo e abbandonati.

Poi collocala in corrispondenza del bacino, sotto l'osso sacro, e ancheggia lentamente sulla palla, spingendo l'anca destra verso il piede corrispondente cosicché, di conseguenza, l'anca sinistra risalga verso la spalla sinistra. Il fianco si apre così da un lato e si chiude dall'altro.

Colloca la palla lateralmente, nella zona delle spalle, delle scapole, del torace, del punto vita e del bacino, prima da un lato e poi dall'altro, scegliendo i punti che senti più tesi.

Puoi mettere due palle da tennis, o di gomma, al centro dei glutei. Mantieni le gambe piegate e rilassati, così da sciogliere anche la schiena e le spalle. Questa è una pratica molto utile per sbloccare il ciclo mestruale e ridurne i dolori (in caso di sciatica metti la palla da tennis o di gommapiuma solo sul gluteo opposto).

Usa una palla di gommapiuma per massaggiare la parte anteriore del corpo. Con le mani sovrapposte sulla palla, premi ed esegui piccoli spostamenti circolari su tutto il torace e sull'addome. L'automassaggio del torace libera il respiro, riduce l'ansia e favorisce il sonno.

L'automassaggio dell'addome, praticato intorno all'ombelico con movimenti circolari che si allargano sempre di più, allenta le tensioni su stomaco, intestino e schiena. Muoviti in senso orario, sali a destra e scendi a sinistra, per stimolare la naturale peristalsi. Invece, il massaggio svolto in senso antiorario aiuta a bloccare una diarrea.

SEGRETO n. 26: a letto posiziona le palline dove senti il bisogno di apertura o per sciogliere una contrattura; in particolare metti una palla grande tra le cosce: ti stupirai di come ti risveglierai al mattino.

La salute nelle tue mani

Con le facili tecniche di automassaggio che ti proporrò potrai conoscere meglio i tuoi muscoli e identificarne le tensioni nascoste. Tutto quello che dovrai fare sarà agire lentamente, con calma e cautela, per rilassarti e diventare sempre più consapevole del tuo corpo.

Come massaggiarti per sciogliere i muscoli

Esercita una pressione leggera con i polpastrelli delle dita e poi aumenta gradualmente l'intensità, eseguendo piccoli spostamenti della pelle in tutte le direzioni. Scolla la cute e pizzica con le dita piccole aree di massaggio o stringi dolcemente tra le dita e il palmo muscoli più grandi, simulando il movimento dell'impastare. Premi perpendicolarmente al corpo, rilascia e ripeti. Nei punti più tenaci e dolorosi ripeti il massaggio più spesso, fino alla riduzione e scomparsa del dolore.

Qualche minuto al giorno di questi semplici tocchi potrà rivelarsi risolutivo per svariate problematiche dolorose a carico di tutto il corpo, dovute alla presenza di tensioni muscolari. Ricorda che in molti casi, mentre svolgi le tue attività giornaliere, puoi contemporaneamente attivarti per sciogliere una tensione che può minare la tua serenità e la qualità di ciò che stai facendo.

Le sequenze di massaggio che seguono possono essere eseguite da seduti o distesi, supini con un cuscino a sostegno della testa.

Come massaggiarti testa e volto
Posa le mani sul viso coprendolo completamente, i palmi sulle guance, le dita aperte sulla fronte: mantieni il contatto con la pelle. Trascina dolcemente tutta la pelle e i muscoli del viso, come a volerli scollare, in tutte le direzioni: verso l'alto, verso il basso, a destra, a sinistra e poi ruota in entrambi i sensi. Dopo alcuni minuti scivola con le mani sulla testa e poi torna a spostare la cute in tutte le direzioni, allo stesso modo.

Massaggia intorno alle orecchie, dietro al padiglione auricolare, all'altezza della nuca e sul bordo della testa; premi leggermente con le dita e sposta la pelle in tutte le direzioni. Pinza dolcemente le sopracciglia partendo dalla zona centrale del viso, spostandoti verso le tempie e massaggiale continuando a pizzicare la pelle. Poi scolla tutta la fronte. Muovi la pelle intorno agli occhi, sul bordo dell'orbita. Come ti senti ora? Porta l'attenzione al viso, al collo e alle spalle: come le percepisci? Come vedono i tuoi occhi?

Come sciogliere le tensioni della mandibola

Appoggia i polpastrelli davanti all'orecchio, sulla guancia destra, e apri e chiudi la bocca per identificare l'articolazione della mandibola. I muscoli che la muovono sono molto forti e tendono ad accumulare molta tensione. «Stringi i denti e vai!» o «A denti stretti» sono espressioni che caratterizzano i nostri tempi e la natura di questi muscoli.

Premi e sposta la pelle in senso circolare, mantenendo la bocca leggermente aperta. Il dolore che puoi sentire è un segnale di contrazione. Esplora tutta la zona circostante e, mentre continui a massaggiare, ti accorgerai che il dolore tende a diminuire.

Prima di passare a massaggiare la guancia sinistra, osserva le differenze nel viso, nella chiusura dei denti, nel collo e in tutta la postura del corpo.

Questo massaggio permette di sbloccare la mandibola e contribuisce a risolvere il digrignare di denti e il mal di testa; libera il movimento di tutto il corpo, in particolare delle anche.

Come sciogliere il collo

Stringi nella mano il trapezio, il muscolo della parte posteriore del collo, e poi rilascialo. Continua con una mano e, dopo alcuni minuti, con l'altra. Continua finché senti che la zona si ammorbidisce. Trattieni il trapezio nella mano e fai alcuni cenni di sì con la testa, mantenendo lo sguardo orizzontale davanti a te e la bocca leggermente aperta; descrivi poi piccoli cerchi con il naso, ora in un senso, ora nell'altro.

I muscoli anteriori del collo agiscono sulla postura e, quando sono contratti, bloccano il movimento della testa e limitano il respiro. Ruota la testa da un lato e posa la mano opposta sul collo nella parte esposta; mantenendo il contatto, muovi delicatamente la pelle con movimenti circolari, prima in un senso e poi nell'altro, tenendo la bocca leggermente aperta.

Dopo alcuni minuti, ritorna con la testa dritta e nota le differenze nell'appoggio della testa, nella qualità della visione, dell'udito e nel respiro. Massaggia il bordo superiore e inferiore della clavicola e soffermati dove senti di averne maggior bisogno.

Come massaggiarti le spalle

Appoggia la mano sinistra tra la base del collo e la spalla destra, sul muscolo trapezio. Accarezza la spalla, senti il contatto con la pelle, poi stringi nella mano il muscolo e massaggialo come se lo dovessi impastare, al fine di ammorbidirlo. Continua così per alcuni minuti e nota come, lentamente, il trapezio diventa più morbido, si scalda e si espande. All'inizio era difficile afferrarlo, ricordi?

Il massaggio ti consente di scaricare dalle spalle tutti i pesi accumulati nell'ultima settimana, nell'ultimo mese e addirittura nell'ultimo anno. Te ne stai liberando! Ridiscendi lungo la spalla, fino alla parte esterna e alta del braccio, il muscolo deltoide: stringilo e poi rilascialo. Fermati, e prima di procedere al massaggio della spalla sinistra, percepisci la sensazione che provi e le differenze nel collo, nella spalla, nel braccio e nel loro movimento.

Come massaggiarti mani, polsi e dita

Una mano massaggia l'altra aprendola e ammorbidendo la base del pollice, l'*eminenza tenar* e la base del mignolo. Apri i palmi e le articolazioni della mano e delle dita, pizzicale a livello del margine esterno dell'unghia e stirale dolcemente. Massaggia molto anche i polsi nel lato interno. Ammorbidisci la zona del palmo compresa tra pollice e indice per liberare anche le spalle.

Come massaggiarti le braccia

Massaggia i muscoli del braccio con impastamenti e movimenti circolari e vigorosi, soffermandoti in particolare sul deltoide, il muscolo della parte alta del braccio. Poni attenzione anche alla zona interna del gomito, cercando di aprirla, distenderla e ammorbidirla.

Come massaggiarti per liberare il respiro

Per aprire le spalle e liberare il respiro, massaggia il pettorale da un lato e poi dall'altro con la mano opposta: stringilo come se fosse una spugna, parti dal centro del petto e spostati con gentilezza verso il braccio.

Massaggia tutto il torace, il bordo dell'arcata costale, e soffermati sulle punte delle estremità libere delle costole fluttuanti, punti strategici molto importanti. Potrai notare così gli effetti sia sulla respirazione sia sul tuo corpo.

Come liberare il movimento del punto vita
Porta entrambe le mani sulla schiena, all'altezza del punto vita, appoggia le dita ai lati della colonna e sciogli la zona lombare, impastando e indirizzando i muscoli verso i fianchi. Scendi anche verso il bacino e risali sul torace allo stesso modo.

Come massaggiarti il bacino
Massaggia tutto il profilo del bacino, focalizzandoti sulla sezione interna delle ali iliache, per sciogliere l'ileopsoas da entrambi i lati. In caso di dolore al nervo sciatico, insisti nel massaggiare quella zona: il dolore è infatti causato dalla rotazione e dalla chiusura del bacino nel lato corrispondente al dolore.

84

Come massaggiarti le cosce, i polpacci, le caviglie e i piedi

Metti due palline da 9 cm sui glutei, se sei coricato piega le gambe, e poni il piede destro sul ginocchio sinistro. Prendi la coscia destra tra le mani e ammorbidisci la parte anteriore del quadricipite e poi i muscoli posteriori e laterali della coscia; accompagna tutta la muscolatura anteriore, facendola ruotare in apertura, dall'interno verso l'esterno, e scendi lentamente in direzione del ginocchio. Sposta la pelle ai lati del ginocchio, massaggia il polpaccio e il tendine d'Achille fino al tallone.

Massaggia anche il piede e scaldalo tra le mani. Sposta e solleva la pelle intorno ai malleoli, sul dorso del piede, attorno alla caviglia e sul tallone. Ammorbidisci tutto il piede e agisci sulle dita come se dovessi avvitarle e svitarle. Insisti nelle zone più tese finché non si allentano e riponi le stesse premure alla gamba sinistra.

SEGRETO n. 27: le tue mani sanno massaggiare e sanno dove toccare: dai fiducia alla tua capacità di autocura e autoguarigione.

Metodo REME®: come prendersi cura di sé

Ora prenditi veramente cura di te, con costanza e convinzione, integrando nel tuo quotidiano le sequenze che ti risultano più utili. Al mattino ti aiuteranno a prepararti alla giornata lavorativa, attivando tutto il corpo; alla sera, invece, favoriranno lo scarico della fatica accumulata nei muscoli durante il giorno e ti predisporranno a un buon sonno rigenerante.

I risultati saranno rapidi e straordinari. Dedicando poco tempo a questi facili massaggi, e integrandoli con l'uso delle palline come ti ho illustrato nel precedente capitolo, potrai attenuare e risolvere mal di testa, mal di schiena e dolori alle spalle e alle braccia. Moltissime persone hanno già tratto vantaggio da queste pratiche, risolvendo e tornando a esprimere tutta la loro potenzialità. Adesso tocca a te!

RIEPILOGO DEL CAPITOLO 4:

- SEGRETO n. 23: le palline sono gli strumenti facili e di basso costo che, poste in punti specifici nella parte posteriore del corpo, sciolgono le tensioni muscolari.
- SEGRETO n. 24: con il dolore, la pallina e l'automassaggio rivelano la presenza di tensioni sconosciute.
- SEGRETO n. 25: la posizione ideale per dormire è sul fianco in posizione fetale, con la testa abbassata verso il petto, le gambe raccolte e le ginocchia vicine alla pancia.
- SEGRETO n. 26: a letto posiziona le palline dove senti il bisogno di apertura o per sciogliere una contrattura; in particolare metti una palla grande tra le cosce: ti stupirai di come ti risveglierai al mattino.
- SEGRETO n. 27: le tue mani sanno massaggiare e sanno dove toccare: dai fiducia alla tua capacità di autocura e autoguarigione.

CAPITOLO 5:
La pratica del Metodo REME®

Ora che sei a conoscenza di alcune semplici mosse del metodo REME®, le hai sperimentate e ne hai potuto verificare l'efficacia, puoi decidere di approfondire il metodo dedicando un po' più di tempo e di attenzione alla cura di te stesso.

Nei centri dove si pratica il metodo REME®, il fulcro delle attività consiste in sessioni settimanali di circa due ore, durante le quali si sperimentano sequenze di lavoro in un clima di rilassamento profondo. L'ambiente è caldo, le luci sono soffuse, la musica di sottofondo induce calma e distensione.

Di seguito troverai alcune sequenze che potrai decidere di praticare personalmente ogni volta che lo desideri: quando avverti rigidità o dolori, oppure quando senti il bisogno di ricaricarti, di rilassarti e di ridimensionare momenti di tensione. Puoi eseguire l'intero programma di esercizi, della durata di 60/80 minuti, una volta la settimana, oppure puoi scegliere di occuparti solo di una parte del corpo sulla quale concentrare il lavoro, l'attenzione e l'osservazione dei cambiamenti ottenuti.

Esegui ogni movimento molto lentamente, per circa 3/5 minuti, coordinandolo con la respirazione. Ricorda: durante la giornata può accadere di vivere episodi di apnee diurne, durante i quali il fiato si blocca e riprendere a respirare significa solo inspirare, dimenticandosi di espirare. Porta la tua attenzione alla respirazione e inizia espirando completamente: percepisci come, mentre l'aria esce, la schiena si rilassa sempre di più. La fase espiratoria è importante e dura il doppio della fase inspiratoria.

Coordina il movimento che farai al ritmo del tuo respiro che, mentre si sciolgono le tensioni muscolari, diviene sempre più ampio e tranquillo. Quando gli arti tendono alla chiusura e si avvicinano al centro del corpo, espira a fondo e lascia che tutta l'aria esca dalla bocca; quando gli arti si allontanano dal corpo, in apertura, inspira dal naso.

SEGRETO n. 28: quando coordini il respiro con i movimenti che stai compiendo, ottieni il massimo beneficio con il minimo dello sforzo.

Per comprendere meglio questo capitolo ti potrà essere utile scaricare il file in cui ti guido a svolgere tutta la sequenza. Richiedilo nel format d'iscrizione alla mailing list sul sito www.metodoreme.it.

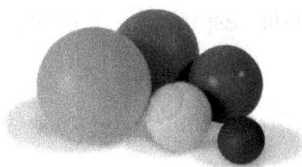

Qui trovi l'elenco completo di ciò che ti serve:
- 2 palle grandi di gommapiuma (circa 12 cm di diametro);
- 2 palle medie di gommapiuma (circa 9 cm di diametro);
- 2 palle da tennis (7 cm di diametro);
- 1 pallina di sughero o di gomma (circa 3-4 cm di diametro);
- 1 cuscino alto 4-5 cm che va posto solo sotto la testa, lasciando libero il collo;

- 1 tappetino da palestra o un normale tappeto di casa;
- 1 copertina, utile perché, mentre ti rilassi, potrà accadere che si abbassi la temperatura corporea e tu senta freddo.

Puoi trovare tutto quello che ti serve sia nei negozi di articoli sportivi, di giocattoli e di articoli didattici, sia presso il centro REME® della tua zona. In alternativa puoi richiederle a info@metodoreme.it. Puoi comunque iniziare da subito utilizzando ciò che hai in casa o che puoi comodamente reperire.

Come iniziare

Scegli un posto tranquillo della casa, sdraiati a terra su un tappetino e crea un'atmosfera di relax utilizzando musica di sottofondo per indurre il corpo e la mente al rilassamento.

Poniti in posizione supina (schiena a terra), con le braccia abbandonate lungo i fianchi e i palmi delle mani rivolti verso l'alto, il dorso a terra e le gambe distese. Osserva quali sono i punti di contatto del tuo corpo con il tappetino: la testa, le spalle, le braccia, la schiena, il bacino, le cosce, i polpacci, i talloni.

Immagina che il colore del tuo materassino si scurisca nelle zone in cui sei in appoggio e immagina di osservare l'impronta che hai lasciato con il corpo, fatta di zone scure, dov'è avvenuto il contatto, e di zone chiare, dove il corpo era sollevato. Cerca di memorizzare la tua impronta perché la confronterai ripetutamente durante e dopo aver eseguito le sequenze proposte, per verificare i nuovi punti di contatto del corpo e la distensione muscolare ottenuta. L'aumento dell'ampiezza delle zone scure sarà per te un riscontro pratico e reale per darti la misura degli effetti del lavoro svolto.

Quanto sono ampi i tuoi movimenti?
Porta ora l'attenzione al tuo respiro: senti il fluire dell'aria ed espira completamente, liberandoti di tutta l'aria inspirata. Muovi su e giù il capo mantenendo la bocca leggermente aperta in un leggero sorriso e poi, tenendo il mento abbassato, ruota la testa a destra e sinistra, con movimenti lenti. Quanto sono facili questi movimenti? Sono fluidi? Sono ampi?

Ora piega le gambe poggiando i piedi bene a terra, distanziandoli fra loro di una larghezza pari a quella delle tue anche, e tieni le caviglie in linea con le ginocchia. Senti l'appoggio dei piedi e allarga le dita. Trova la posizione che ti è più comoda e stabile, ruota il bacino avvicinando il pube al viso, espira completamente e poi, inspirando, ritorna nella posizione iniziale. Questo movimento si chiama basculamento, o retroversione del bacino, e permette di distendere e far aderire al tappeto la zona lombare. Osserva come avviene. È risultato fluido? Hai notato differenza nei movimenti tra il lato destro e quello sinistro del corpo?

Ancheggia spingendo l'anca destra verso il piede corrispondente, così che l'anca sinistra risalga verso la spalla sinistra e il fianco si apra da un lato e si chiuda dall'altro. Osserva i movimenti del tuo bacino. Quanto sono facili? Quanto sono fluidi? Sono ampi? Sono uguali da entrambi i lati? Ora porta l'attenzione al movimento della testa mentre la muovi orizzontalmente e verticalmente. Dove si annidano i freni a questi movimenti?

SEGRETO n. 29: il basculamento del bacino è il movimento chiave da praticare in posizione supina per distendere la zona lombare.

Come ti muovi? Datti un voto

Prima di iniziare le sequenze proposte più avanti, può esserti d'aiuto dare una valutazione ai tuoi movimenti. Da 1 a 10, quanto sono fluidi il movimento della testa, delle spalle, del bacino, delle ginocchia, delle gambe e delle caviglie? Alla fine, dopo aver praticato le sequenze di metodo REME®, potrai quantificare il cambiamento dell'appoggio del corpo e del tuo movimento articolare.

Come distendere la schiena

Esegui ogni movimento descritto qui di seguito in modo particolarmente lento e per alcuni minuti.

Stenditi in posizione supina con le gambe piegate e una palla di gommapiuma, dal diametro di 12 cm, sotto la testa, lasciando libero il collo. Muovi la testa come per annuire e avvicina il mento al petto mentre espiri.

Mantieni il mento abbassato e il collo disteso e dondola la testa lateralmente, spostandola a destra e a sinistra. Poi, girandoti momentaneamente sul fianco, sistema un'altra palla di gommapiuma sotto al coccige, fra le natiche. Ritorna supino e ruota il bacino dirigendo il pube verso il volto. Espira a fondo e nota come la zona lombare si abbassa fino ad aderire al tappeto. I glutei restano invece rilassati. Continua così, basculando con il bacino, per circa 2/3 minuti.

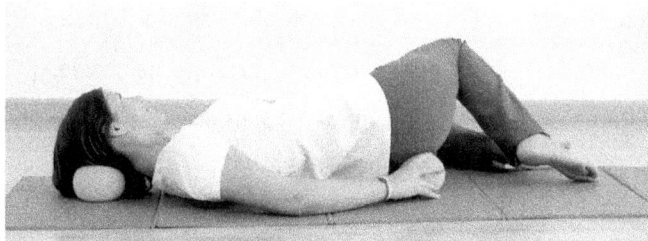

Posa le mani sulla pancia, riscaldala e massaggiala. Prendi la palla da 9 cm e posala sull'ombelico; poi metti le mani una sopra all'altra sulla palla e massaggia tutto l'addome con movimenti circolari in senso orario: risali a destra e scendi a sinistra. Dopo alcuni minuti, fermati e rilassati, riportando l'attenzione sul tuo respiro. Lascia trascorrere ancora qualche minuto, togli entrambe le palle e nota come la schiena si sia fatta più aderente al suolo e in quali altre zone del corpo vi sia stato un cambiamento.

Come distendere i muscoli del viso e del collo

Con una palla di gommapiuma grande posta sotto al coccige e l'altra palla sotto la testa, mantieni il mento abbassato e la mandibola rilassata, lasciando la bocca leggermente aperta in modo che i denti non si tocchino.

Con movimenti lenti muovi la testa abbassando il mento mentre espiri completamente per distendere la zona cervicale. Quando tutta l'aria è uscita, inspirando, rilascia la testa. Descrivi ora alcuni cerchi con il naso, in senso orario e poi antiorario, sempre lentamente, in modo da percepire ogni minimo spostamento.

Mantenendo il mento abbassato ruota la testa a destra e poi a sinistra, strisciando sulla palla.

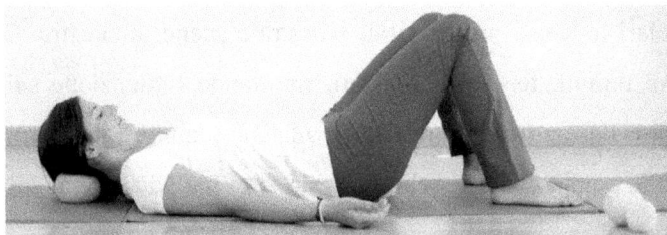

Massaggia il volto con leggeri tocchi su mento, guance, zigomi e fronte. Appoggia le mani coprendo completamente il viso, poni le dita aperte sulla fronte, i palmi sulle guance e trascina la pelle e i muscoli sottostanti in modo da scollarli dolcemente in movimenti verticali, orizzontali e circolari nei due sensi. Dedica a questo massaggio tutto il tempo che vuoi per permetterti di provare piacevolezza e senso di benessere.

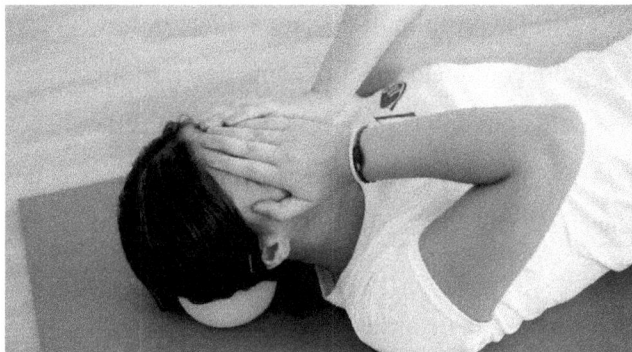

Ora sposta le mani dietro al collo, stringi tra le dita la pelle e i muscoli sottostanti e staccali tirandoli verso il basso, spostandoti lungo tutta la zona cervicale, dalla testa alla schiena e viceversa. Massaggia delicatamente le clavicole, scollando la pelle fino alla spalla, sia sul margine superiore sia su quello inferiore. Togli le palle, muovi la testa e osserva la facilità e fluidità dei movimenti.

SEGRETO n. 30: massaggiare il viso e il collo ti permette di liberarti dal mal di testa, di esaltare i sensi e di alleggerire la mente.

Nelle sequenze successive tratteremo il corpo prima da un lato e poi dall'altro. Ti consiglio di iniziare dal lato destro del corpo per poi proseguire con il lato sinistro, come descritto. In genere il lato destro presenta più dolori ma è il lato sinistro quello più contratto e che fa più fatica ad allentarsi. Lavorando prima a destra si riduce anche la tensione a sinistra.

Libera le spalle e le braccia

Metti un cuscino sotto la testa, lasciando il collo libero di muoversi, e una palla grande in corrispondenza del coccige. Prendi la palla di gommapiuma media e posizionala sotto la spalla destra, nei pressi del muscolo trapezio. Massaggia la spalla stringendo e rilasciando i muscoli con la mano sinistra. Quando i muscoli si sono riscaldati e ammorbiditi, ferma il massaggio e spingi dolcemente la spalla verso il soffitto e poi riportala giù.

Solleva il braccio destro con il palmo della mano aperto e rivolto all'interno del corpo e le dita distese al soffitto. Con il braccio, disegna lentamente dei cerchi, prima piccoli e poi sempre più grandi, in senso orario e antiorario. Continua così per alcuni minuti. Poi togli la palla e verifica come si è già modificato l'appoggio della spalla destra; nota anche i cambiamenti nel resto del corpo, comprese le gambe.

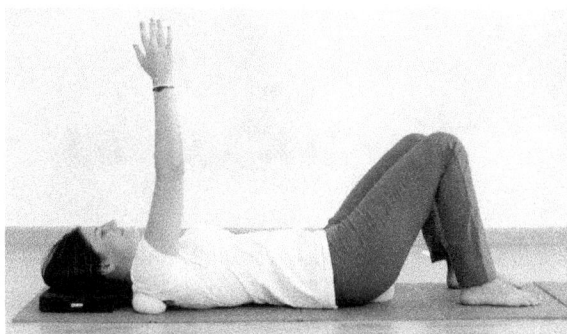

Metti la palla di gommapiuma media al centro della scapola destra, un po' più esterna e più bassa rispetto al punto precedente, e abbandona le braccia a terra con i palmi delle mani rivolti al soffitto. Descrivi cerchi con la spalla destra sul piano orizzontale nei due sensi.

Ora prendi la pallina di sughero o di gomma piccola, mettila a terra vicino al bacino e appoggia il palmo della mano destra sulla pallina; premendo delicatamente, massaggia tutto il palmo e ogni dito, poi passa al polso per ritornare ancora al palmo.

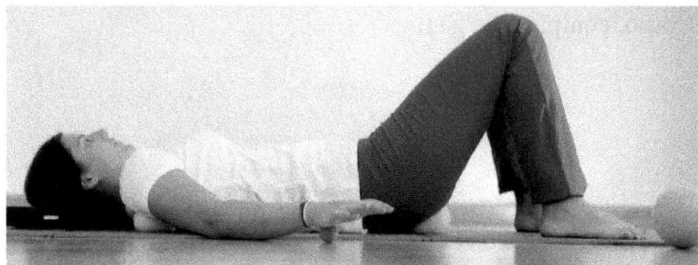

Fermati, e sposta la palla di gommapiuma un poco più giù, appena al di sotto della punta della scapola, e, mentre espiri completamente, abbassa il torace sulla palla. Lasciati andare fermando ogni movimento e riporta l'attenzione sul tuo respiro: ascoltalo.

Ora togli tutto, anche il cuscino. Nota le differenze di appoggio e di movimento tra la spalla destra e la sinistra. Solleva entrambe le braccia e nota quanto il braccio destro sia più lungo e disteso.

Ripeti la sequenza sul lato sinistro del corpo e nota come il torace adesso aderisce al tappeto e come il respiro si è fatto più ampio e profondo. Qual è la sensazione che provi? Il tuo ritmo è cambiato?

SEGRETO n. 31: sciogliere spalle e braccia sgrava il corpo dai pesi quotidiani e libera l'espressione di sé.

Sciogli la zona lombare

Poni una palla di gommapiuma da 12 cm sotto la schiena, a destra e all'altezza dell'ombelico. Espira e ruota il bacino verso il viso, mentre mantieni il mento abbassato. Ripeti questo movimento di basculamento del bacino per alcuni minuti, seguendo il ritmo del tuo respiro, senza forzarlo. Mentre espiri cerca di appiattire la pancia, contraendo gli addominali.

Ancheggia avvicinando ora un'anca, ora l'altra, al torace: un fianco si chiude e l'altro si apre. Continua così per qualche minuto. Poi solleva la gamba destra mantenendola piegata, prendila con le mani e avvicinala al corpo espirando completamente, per poi allontanarla quando è il momento di inspirare. Ripeti il movimento più volte e segui il ritmo del tuo respiro senza forzare il movimento.

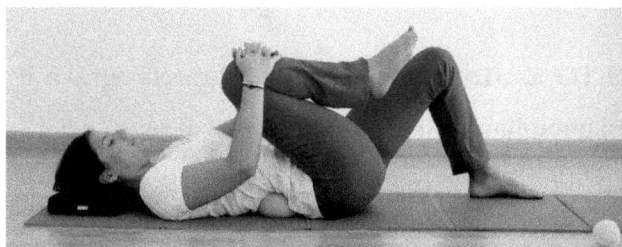

Adesso togli la palla e senti la differenza di appoggio e di movimento tra il lato destro e il sinistro. Ascolta tutto il corpo e ripeti la sequenza a sinistra, continuando ad ascoltarti.

SEGRETO n. 32: è importante sciogliere la zona lombare, che è soggetta al maggior carico quando si è in piedi, al fine di allentare tutta la catena muscolare posteriore.

Come sbloccare bacino e gambe

In posizione supina, piega le gambe, colloca una palla da tennis o di gommapiuma media al centro del gluteo destro, fai alcuni lenti movimenti di basculamento del bacino e poi continua con un piccolo movimento di apertura della gamba verso destra e poi di chiusura, senza sollevare la pianta del piede da terra. Esegui questo movimento lentamente per alcuni minuti. Poi togli la palla e senti le differenze di appoggio e movimento in tutto il corpo.

Ora metti la palla da tennis, o di gommapiuma media, nella parte alta ed esterna del gluteo; solleva la gamba mentre la mantieni piegata e appoggia la mano destra sul ginocchio. La mano accompagna la gamba in movimenti circolari, in entrambi i sensi. Ferma il movimento e massaggia con cura i tendini laterali interni ed esterni al ginocchio, per renderli più elastici.

Distendi la gamba verso il soffitto, trattienila con le mani, fai alcune flessioni con il piede e poi ruotalo prima in un senso e poi nell'altro. Il tutto muovendoti lentamente, come sempre. Probabilmente i muscoli della gamba vibreranno. Riporta il piede a terra, togli la palla e senti le differenze di appoggio e movimento in tutto il corpo con le gambe piegate e poi distese.

Solleva la gamba destra e sentine l'agilità, poi solleva la sinistra e mettila a confronto. È più pesante? Muovi le gambe come se stessi pedalando. Che differenza c'è nelle articolazioni di anche, ginocchia e caviglie? Ripeti la sequenza a sinistra e poi verifica i cambiamenti ottenuti.

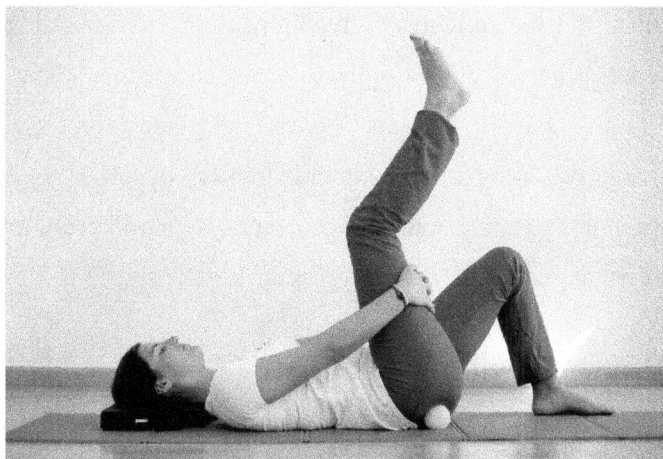

SEGRETO n. 33: sbloccare bacino e gambe ci permette di andare verso i nostri obiettivi con leggerezza e sicurezza.

Verifica la tua postura e il tuo movimento

Confronta i tuoi movimenti attuali con quelli preparatori dell'inizio, e valuta da 1 a 10 quanto è più fluido il movimento di testa, spalle, bacino e gambe. Come ti senti? Che sensazioni provi?

Adesso alzati, fai qualche passo, percepisci e osserva la nuova postura ottenuta. Come si è modificata? Sperimenta ancora le nuove possibilità di movimento in tutto il tuo corpo, specchiati, stirati, balla, gioca e buona vita! Il corpo sciolto e libero dalle tensioni può esprimere finalmente la sua naturale vitalità.

RIEPILOGO DEL CAPITOLO 5:

- SEGRETO n. 28: quando coordini il respiro con i movimenti che stai compiendo, ottieni il massimo beneficio con il minimo dello sforzo.

- SEGRETO n. 29: il basculamento del bacino è il movimento chiave da praticare in posizione supina per distendere la zona lombare.

- SEGRETO n. 30: massaggiare il viso e il collo ti permette di liberarti dal mal di testa, di esaltare i sensi e di alleggerire la mente.

- SEGRETO n. 31: sciogliere spalle e braccia sgrava il corpo dai pesi quotidiani e libera l'espressione di sé.

- SEGRETO n. 32: è importante sciogliere la zona lombare, che è soggetta al maggior carico quando si è in piedi, per allentare tutta la catena muscolare posteriore.

- SEGRETO n. 33: sbloccare bacino e gambe ci permette di andare verso i nostri obiettivi con leggerezza e sicurezza.

CAPITOLO 6:

Come mantenersi giovani

Prendersi cura di sé, comprendere cosa fare ed essere capaci di risolvere autonomamente un dolore è una grande opportunità per mantenersi in forma e attivi anche con il passare degli anni. Oggi siamo nel 2017 e io ho compiuto ben 59 anni: la nuova mezza età! Sto vivendo il mio sessantesimo anno di vita e il mio programma è di vivere fino a 120 anni in salute e autonomia. Mi sto impegnando in funzione di questo obiettivo. Io ci credo. E tu cosa ne pensi? Quale programma ti stai facendo?

Ho visto molte persone arrivare nel mio centro con potenti mal di schiena e con sguardi disperati, dopo aver peregrinato da una cura all'altra senza averne tratto alcun beneficio e con la sensazione di non essere più in grado di poter vivere una vita normale.

Nerio, un settantenne artista e giocatore di scacchi, si definì «un catorcio» a causa della sua schiena completamente bloccata da molti mesi. Si affidò al metodo REME® effettuando le sessioni di pratica in palestra. In un anno di metodo REME®, che spesso praticava anche a casa, ottenne i miglioramenti attesi e fu in grado di tornare a praticare i suoi sport preferiti: sci di fondo e cicloturismo. L'anno scorso, in primavera, la sua prima uscita in bicicletta è stata di 60 chilometri. Da allora sono trascorsi 7 anni.

In Italia la durata media della vita si avvicina a 80 anni per l'uomo e 85 per la donna. Le statistiche mondiali dimostrano come la vita si sia allungata, ma evidenziano che il livello di salute generale non è migliorato nel tempo. Questo significa che si vive più a lungo, ma che la qualità della vita non è delle migliori: in poche parole ci si ammala comunque presto.

Oggi vivere fino a 100 anni è molto più probabile e non è più un'eccezione o un sogno, ma un traguardo alla portata di tutti, ed è importante attivare comportamenti e stili di vita salutari per godersi la vita e per mantenere corpo e mente in sintonia e in salute. Si può fare molto per mantenersi giovani prendendosi veramente cura di sé e scegliendo stili di vita sani ed equilibrati.

Attenzione all'alimentazione, effettuare adeguato movimento, seguire i ritmi della natura, svolgere attività che impegnino la mente, mantenere vive le relazioni stimolanti, dedicarsi al riposo e al divertimento di certo non fermano lo scorrere del tempo, ma permettono di vivere meglio la propria vita.

SEGRETO n. 34: con il metodo REME® ci prendiamo cura del corpo per vivere a lungo in salute e autonomia.

Le esperienze con il metodo REME®

Nei miei corsi si sono alternate numerose persone, molte delle quali mantengono da oltre dieci anni il loro appuntamento settimanale perché, malgrado il tempo che passa, si ritrovano a conquistare sempre miglior benessere.

Provo una grande soddisfazione quando incontro persone che non vedo da molto tempo che affermano di continuare a utilizzare e praticare ciò che hanno imparato nei miei corsi. Metodo REME® è libertà di movimento, è scoprire un benessere inaspettato, è saper cosa fare di importante per sé.

SEGRETO n. 35: praticare il metodo REME®, in gruppo o individualmente, porta benessere, vitalità e longevità.

Ti lascio con alcune testimonianze di persone che hanno tratto beneficio dai miei corsi di metodo REME®, che ho selezionato in tema di energia e longevità.

«Oggi mio marito mi ha definito "la diciottenne dai capelli grigi". Sono convinta che buona parte del merito spetti a Gloria, perché dei diciotto anni ho ritrovato l'entusiasmo, la voglia e la forza di fare. Da quasi tre anni, a causa di una caduta, non salivo in bicicletta: oggi ho fatto un bel giro senza accusare fatica alcuna. Quando qualche dolore, purtroppo, arriva, grazie ai suggerimenti di Gloria, all'uso delle palle e agli esercizi, riesco a sconfiggerlo» (Carla, Mantova).

«Ho iniziato dieci anni fa per fare un po' di "ginnastica". In realtà da Gloria ho scoperto un benessere psichico che supera di gran lunga quello fisico. Il rilassamento dei muscoli permette anche alla mente di lavorare "con calma" e distinguere meglio le cose necessarie da quelle inutili. Uno degli aspetti più importanti di questo lavoro è che i benefici magari non arrivano subito ma, quando li acquisisci, non li perdi più, perché impari a gestirti e a "guarirti"» (Romana, Mantova).

«Poco prima di frequentare il centro pensavo di essere "naturalmente stanco o incapace di fare movimento, di essere in una condizione di normale, lento declino, dovuto ai miei cinquant'anni". Oggi a cinquantacinque anni, ho recuperato la forma fisica e l'energia non della mia attuale età, ma dei miei quarantacinque anni. Con il metodo REME® ho imparato a conoscere il mio corpo, com'è fatto, come funziona e quali sono le leggi naturali che lo regolano. Dopo il primo anno, il benessere fisico che avevo acquisito mi ha permesso di migliorare anche l'umore, di gestire meglio emozioni e situazioni di stress. Libero dalle tensioni, ho trovato la forza di tirare fuori i miei talenti» (Claudio Zanazzi, Mantova).

«Il metodo REME® mi ha insegnato ad amare me stessa partendo dal mio corpo. Mi ha insegnato che i gesti più potenti sono piccoli e semplici. Ho imparato a conoscere come sono fatta dentro, a esplorare la meraviglia di muscoli, organi e visceri. Come agiscono e interagiscono tra loro. Ho imparato a nutrire il mio corpo con il metodo REME® e a provare una sensazione di forza e benessere interiore. Con pochi gesti e movimenti mi sono sentita una persona più bella e sicura. Dobbiamo essere disposti a provare le novità per trovare ciò che funziona per noi! Un metodo che ha saputo portare a sintesi, integrare ed elevare occidente e oriente, ovest ed est, corpo e mente» (Margherita Gambaro, Milano).

«Prima di tutto ti confermo che il tuo metodo è straordinario. Il giorno dopo la prima sessione di gruppo mi sono sparato 30 km di corsa: la fatica ovviamente c'era lo stesso, ma mi sentivo molto più rilassato, soprattutto sulla parte superiore del corpo, che è meno impegnata durante la corsa ma che, di solito, è ben più contratta. Anche nelle ore successive alla gara ho smaltito la fatica con molta più facilità del solito. A questo punto mi piacerebbe conoscere anche qualche esercizio specifico per la muscolatura delle gambe, perché mi sembra davvero efficace» (Davide, Milano).

«"La mente mente e il corpo dice la verità", questo ho imparato. Ho conosciuto Gloria e il suo metodo nel 2004 e non l'ho più mollata. Nel frattempo ho eliminato molte tensioni fisiche ed emotive. Ho superato il dolore di una separazione dopo venticinque anni di vita matrimoniale. Ero triste e molto arrabbiata. Ora sono più calma e sono diventata coraggiosa, mi sono messa in gioco ho giocato e ho vinto! La mia schiena e le mie gambe erano bloccate, adesso cammino bene. E quando sento che il corpo "fa male", colloco le palle nei punti giusti e il gioco è fatto» (Barbara Murari, Verona).

«Ero stressata e con grandi tensioni muscolari ma non mi andava di frequentare una palestra tradizionale. Ho deciso di ascoltare una mia amica e di provare il metodo REME®. Il beneficio è stato immediato: ho visto in poco tempo diminuire stress e irritabilità e aumentare consapevolezza e forza nell'affrontare le difficoltà. Dopo un anno posso dire di aver acquisito un benessere psicofisico generale e migliorato l'aspetto muscolare che era compromesso.

Aspetto il venerdì per andare al centro sapendo che aumenterò la mia energia, la conoscenza del mio corpo e delle mie emozioni, cambiando, in meglio, il funzionamento del mio corpo. Ho imparato a cambiare, ad ascoltarmi, a prendermi cura di me stessa. Sono grata a Gloria per avermi fornito gli strumenti adatti per comprendere, reagire, affrontare le difficoltà, dare risposte di più e meglio rispetto a un anno fa. Oggi ho le conoscenze per affrontare, anche da sola, i disagi fisici ed emotivi che mi accadono. Invito tutte le persone che conosco a sperimentare questo metodo; non è il solito esercizio in palestra, ma un'attività che ti migliora la vita senza stancarti mai, anzi» (Lia, Mantova).

«Sono passati oramai dodici anni dal primo incontro con il metodo REME® e devo dire che, per fortuna, il mio corpo ha capito subito che era proprio quello di cui avevo bisogno. Eh sì, perché da allora è stato un susseguirsi di nuove scoperte. Ogni incontro mi portava a stanare tensioni e posture errate di cui non mi rendevo nemmeno conto. In pratica, ho finalmente imparato ad ascoltare le esigenze del corpo e della mente e ad assecondarle. Le tensioni e i dolori che avevo non si sono mai più ripresentati ma, la cosa incredibile, è che la mia vita è radicalmente cambiata in meglio. Senza queste tensioni e dolori la mia mente è finalmente libera di scegliere il meglio per me» (Angelica Dalprà, Brescia).

«Sin dalla prima seduta ho notato miglioramenti a livello fisico e ho preso coscienza di avere muscoli e parti di corpo trascurati da decenni, nonostante le svariate attività sportive praticate. Mi ha sorpreso poter trarre così tanti benefici fisici, senza fare sforzi e fatiche; anche lo spirito ne ha giovato. Ho imparato ad ascoltare il mio corpo e soprattutto a essere consapevole e a rispondere alle sue "richieste". È migliorata la mia postura, cammino più leggero, le pratiche quotidiane sono armoniose. Con l'esperienza fatta ho imparato a sciogliere le mie tensioni giornaliere» (Guerino, Siracusa).

«Questo corso ha cambiato in meglio la mia vita personale e lavorativa, un metodo di studio e apprendimento innovativo, che parte dal sentire sul proprio corpo i benefici del metodo REME®. Durante le sessioni vengono tramandati concetti importanti che restano impressi nel corpo e nella mente, rendendo il percorso semplice. Un lavoro sulla propria mente e sul proprio corpo per migliorare il proprio stato di salute per poi trasmettere agli altri un

metodo semplice per essere in forma fisicamente e mentalmente»
(Barbara Pettenati, Parma).

«Ho conosciuto il metodo REME® in un momento molto
delicato della mia vita. E per me è stata una vera e propria
rivelazione. Da anni soffrivo di dolori in varie parti del mio
corpo, dolori che migravano da un punto all'altro, ma anche di
veri e propri stati di malessere che mi impedivano, a meno di
quarant'anni, di godere appieno della mia vita. Sembrava non
esserci via di uscita! Già da tempo avevo deciso di prendere in
mano la mia salute, intraprendendo dei percorsi formativi che
mi permettessero di comprendere al meglio come funziona il
nostro corpo, ma nessuno di essi mi aveva veramente aiutata;
continuavo ad avere bisogno dell'intervento di altre persone e
anche di farmaci.

Certo, ora tutto ciò che ho intrapreso fa parte del mio bagaglio
personale e professionale. Il metodo REME® è stata la risposta
che l'Universo ha dato alla mia richiesta di aiuto. Nel
rilassamento di gesti fisiologici lenti, nell'ascolto profondo di sé,
nell'intima relazione consapevole e inconsapevole che si genera

tra corpo e mente, ho ritrovato il mio benessere. Il mio modo per stare di nuovo bene con me» (Erika Frigo, Vicenza).

«La facilità degli esercizi e, soprattutto, la libertà di esecuzione senza il "controllo giudicante" dell'insegnate mi hanno fatto apprezzare questo metodo che rispetta completamente la persona che, con tutti i propri bagagli emotivi, si approccia a conoscere se stessa senza il giudizio di nessuno. Mi sentivo piacevolmente sola con le mie emozioni, libera di esternarle o no e sempre accolta dal gruppo. Liberata dalle mie gabbie/tensioni emotive/fisiche sono stata in grado di programmarmi un futuro più consono al mio sentire. Ho acquisito energia vitale, gioia, allegria, libertà mentale, più autostima nel sentirmi nel corpo, di cui so godere nel movimento più libero, nella danza, nel rapporto con gli altri. Ho migliorato la gestione delle mie emozioni e della "parola in pubblico" e una migliore capacità di discernere, nella vita quotidiana, un migliore equilibrio psichico-fisico-emozionale» (Silva Bizzotto, Verona).

«Quanto ringrazio, oggi, i dolori psicosomatici di cui ho sofferto in passato! Grazie a loro sono arrivata alla conoscenza del metodo

REME® e sin dalla prima lezione è stato subito amore. Cosa possono fare delle semplici palline: entrano in profondità, massaggiano i muscoli e attraversano le mie emozioni. Torni in ascolto del corpo e arrivano nuove comprensioni. È stato un grande viaggio, e la costanza mi ha portato alla risoluzione dei dolori agli arti superiori che mi accompagnavano da dieci anni. Finalmente libera di muovermi, libera di pensare in un modo nuovo, riesco a vedere le cose e le situazioni difficili sotto un altro aspetto, la soluzione arriva con più facilità» (Simona Ascari, Gonzaga-MN).

La testimonianza di Valentina, un'insegnante della scuola primaria alla quale ho consigliato l'uso delle palline a scuola, ha confermato il mio pensiero.

«Ciao Gloria,
non sono riuscita prima a trovare il tempo per raccontarti l'effetto delle palline sui bambini. Lo faccio ora. Appena le hanno viste erano tutti eccitati e, quando le hanno messe sulle sedie, che per loro sono scomode perché di legno, hanno esclamato: "Adesso sì che si sta comodi!" C'è la sfida a chi le tiene di più, andrebbero

anche alla lavagna o in bagno con le palline tra gambe muovendosi come pinguini. Effetto positivo per l'insegnante: i bambini si girano meno per chiacchierare, altrimenti la pallina scappa!» (Valentina)

SEGRETO n. 36: non restare immobile nella tua quotidiana sicurezza: immergiti in avventure e nuove esperienze per vivere una vita migliore.

RIEPILOGO DEL CAPITOLO 6:

- SEGRETO n. 34: con il metodo REME® ci prendiamo cura del corpo per vivere a lungo in salute e autonomia.
- SEGRETO n. 35: praticare il metodo REME®, in gruppo o individualmente, porta a benessere, vitalità e longevità.
- SEGRETO n. 36: non restare immobile nella tua quotidiana sicurezza: immergiti in avventure e nuove esperienze per vivere una vita migliore.

Conclusione

Mi auguro che la lettura di questo libro ti abbia dato molti spunti sui quali riflettere e ti abbia stimolato a praticare quotidianamente le strategie descritte, che ti porteranno a ottenere un corpo agile, capace di muoversi liberamente e in assenza di dolore. Potrai tranquillamente trasmettere i segreti che hai appreso alle altre persone che conosci e sorprenderle per l'efficacia e la facilità di esecuzione.

Il metodo REME® è veramente semplice, facilmente applicabile e permette di ottenere grandi risultati con il minimo sforzo: è necessaria solo la volontà iniziale di inserirlo nei gesti quotidiani e/o la decisione di recarsi presso un centro di riferimento.

L'applicazione dei gesti del metodo REME® diventerà una sana e gratificante abitudine che ti farà scoprire un benessere inaspettato, che forse mai avresti pensato di poter ottenere.

Giorno dopo giorno, ti accorgerai che la mente avrà assaporato il relax e la calma e ti avrà riservato molte belle sorprese, regalandoti chiarezza, attenzione, memoria e riflessione. Ti sarai abituato ad ascoltarti in modo nuovo, a dare credito al tuo sentire e a manifestare le tue emozioni. Ci saranno stati eventi ai quali avrai reagito in modo inaspettato rimanendo sorpreso del tuo cambiamento. Tutto ciò sarà avvenuto in modo naturale, senza sforzo e fatica.

Ricordati di massaggiare tutti i giorni i piedi con la pallina d'oro e di mettere due palline da tennis o di gomma al centro di ogni gluteo, quando sei in auto o in ufficio, per alcuni minuti al giorno. Queste sane abitudini ti garantiranno quella flessibilità della schiena che non pensavi fosse possibile guadagnare e ti alleggeriranno dalle fatiche accumulate.

Il recupero e mantenimento della salute è il risultato delle azioni che compi ripetutamente. È molto più facile ed economico mantenersi sani che ritrovare la salute perduta.

Centinaia di persone hanno tratto beneficio dalla pratica del metodo REME®, migliorando la propria salute, la qualità della vita e delle relazioni. Altre, invece, hanno addirittura cambiato attività per diventare operatori del metodo.

L'applicazione del metodo REME® ti permetterà di ottenere innumerevoli benefici, a livello mentale e fisico, mediante l'applicazione di semplici esercizi e piccoli accorgimenti quotidiani. Grazie all'automassaggio e all'uso delle palline potrai ridurre ed eliminare fastidiosi e insistenti dolori che mai avresti potuto credere di risolvere: tutto questo grazie al semplice rilassamento e allungamento muscolare. Questo ti permetterà di curare dolori e traumi passati e impedirà l'insorgere di future problematiche.

Dove puoi ottenere tutto questo?
Ricerca nella tua città un centro nel quale praticare il metodo REME® in sessioni di gruppo e con la guida di un operatore qualificato, allo scopo di sciogliere il tuo corpo e concederti uno spazio settimanale di salutare relax. Potrai scoprire gli altri segreti del metodo e approfondire i segreti del tuo corpo e della tua

mente. Imparerai a sciogliere tutti i nodi che si nascondono nei tuoi muscoli, che limitano i tuoi movimenti fisici e mentali e che rendono più faticose le tue giornate. Otterrai una leggerezza e una vitalità straordinarie.

La pratica del metodo REME® si articola in:

- sessioni di gruppo settimanali di 90-120 minuti;
- sessioni di personal training MR®;
- sessioni individuali di massaggio posturale MR®;
- stage e workshop nei weekend;
- corsi di formazione.

I corsi di formazione per diventare operatore del metodo REME® sono consigliati a tutti coloro che desiderano approfondire la conoscenza del corpo e che sono alla ricerca di un percorso di crescita personale. Sono rivolti anche a chi vuole intraprendere una nuova attività o arricchire la propria offerta integrando il metodo al proprio lavoro in campo olistico, sanitario, assistenziale, educativo, sportivo e artistico.

Concludo con le parole di Alexander Lowen, psicoterapeuta e psichiatra statunitense: «Qualsiasi problema è strutturato nel nostro corpo e, alla base di tutti i problemi, c'è la paura di sentirsi vivi, di provare emozioni. Ci sono buoni motivi, ma resta un problema. L'unico modo per reprimere le emozioni è togliere vitalità al corpo. Un corpo senza vita non sente. Recuperare la capacità di sentire, quando se ne ha tanta paura è un percorso lungo e impegnativo, ma ne vale la pena. Uno dei problemi è nel fatto che la nostra cultura non è attenta al corpo è più orientata alla mente e lo sarà sempre di più. Sentire è l'ultima delle priorità al giorno d'oggi».

Ti ringrazio sinceramente per aver acquistato questo libro e per essere arrivato fino a qui. Contattami liberamente per ogni chiarimento e per un tuo feedback sui risultati che hai ottenuto sperimentando le pratiche presentate in questo libro all'indirizzo info@metodoreme.it.

Buon corpo sciolto!
Gloria Spiritelli

www.ingramcontent.com/pod-product-compliance
Lightning Source LLC
Chambersburg PA
CBHW071200200326
41519CB00018B/5293